中医养生速查宝典

很老很老的老偏方

李哲 编著

中国科学技术出版社
·北 京·

图书在版编目（CIP）数据

很老很老的老偏方 / 李哲编著 . -- 北京 : 中国科学技术出版社 , 2025. 6. -- ISBN 978-7-5236-1437-2

Ⅰ . R289.2

中国国家版本馆 CIP 数据核字第 20251PB904 号

策划编辑　韩　翔　于　雷
责任编辑　韩　翔
装帧设计　翰墨漫童
责任印制　徐　飞

出　　版　中国科学技术出版社
发　　行　中国科学技术出版社有限公司
地　　址　北京市海淀区中关村南大街 16 号
邮　　编　100081
发行电话　010-62173865
传　　真　010-62179148
网　　址　http://www.cspbooks.com.cn

开　　本　880mm × 1230mm　1/64
字　　数　78 千字
印　　张　2.5
版　　次　2025 年 6 月第 1 版
印　　次　2025 年 6 月第 1 次印刷
印　　刷　鸿鹄（唐山）印务有限公司
书　　号　ISBN 978-7-5236-1437-2
定　　价　25.00 元

内容提要

本书是一本集结了中医传统智慧与民间验方的健康书籍，覆盖了中医方剂的基础知识及针对不同系统疾病的治疗方法。全书共分为10章，先为读者提供了中医方剂的组成原则、药物特性等基础知识；接下来分别深入探讨了消化系统、呼吸系统、五官科、神经系统、皮肤科、心脑血管、男科妇科、亚健康及其他疾病等方面的问题，并提供了相应的老偏方和治疗方法。书中不仅包含了各种偏方奇效方，还涉及一些日常保健小方法，旨在帮助读者通过自然疗法治疗和预防疾病，增强体质。本书是普通人养生保健、百病自诊的家庭医疗顾问，其实用性和操作性，适合关注健康的人群阅读和参考。

目录

第1章 中医方剂基础知识

第2章 消化系统疾病小偏方

第3章 呼吸系统疾病小偏方

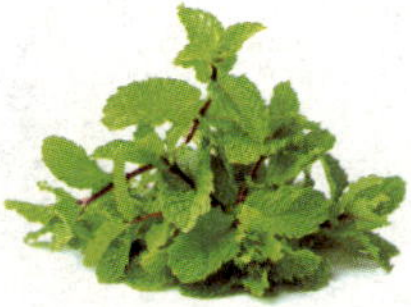

第4章 五官科疾病小偏方

第5章 神经系统疾病小偏方

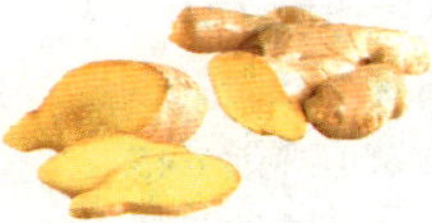

第6章 皮肤科疾病小偏方

第7章 心脑血管疾病小偏方

第8章 男科、妇科疾病小偏方

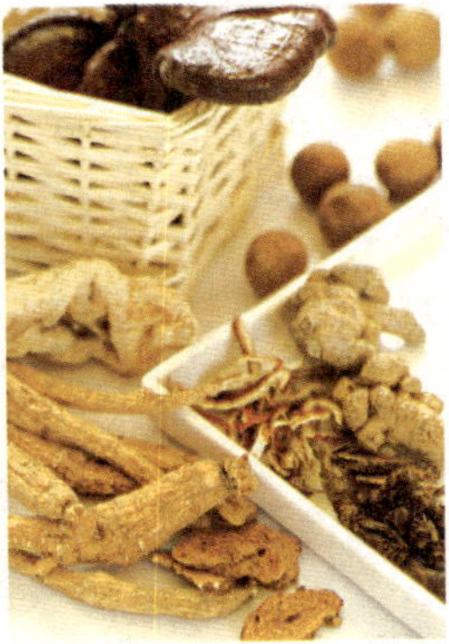

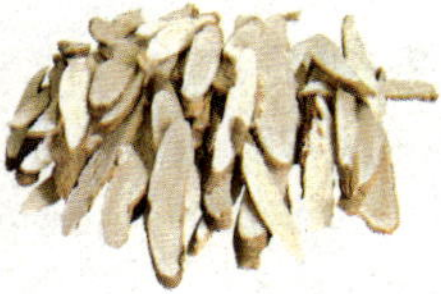

编者公告

本书旨在为广大读者提供养生保健参考，并非医疗手册。书中所提供的信息不能代替医生的诊疗与处方。如果您怀疑自己身患疾病，建议及时去医院进行必要的诊断与治疗。

第1章 中医方剂基础知识

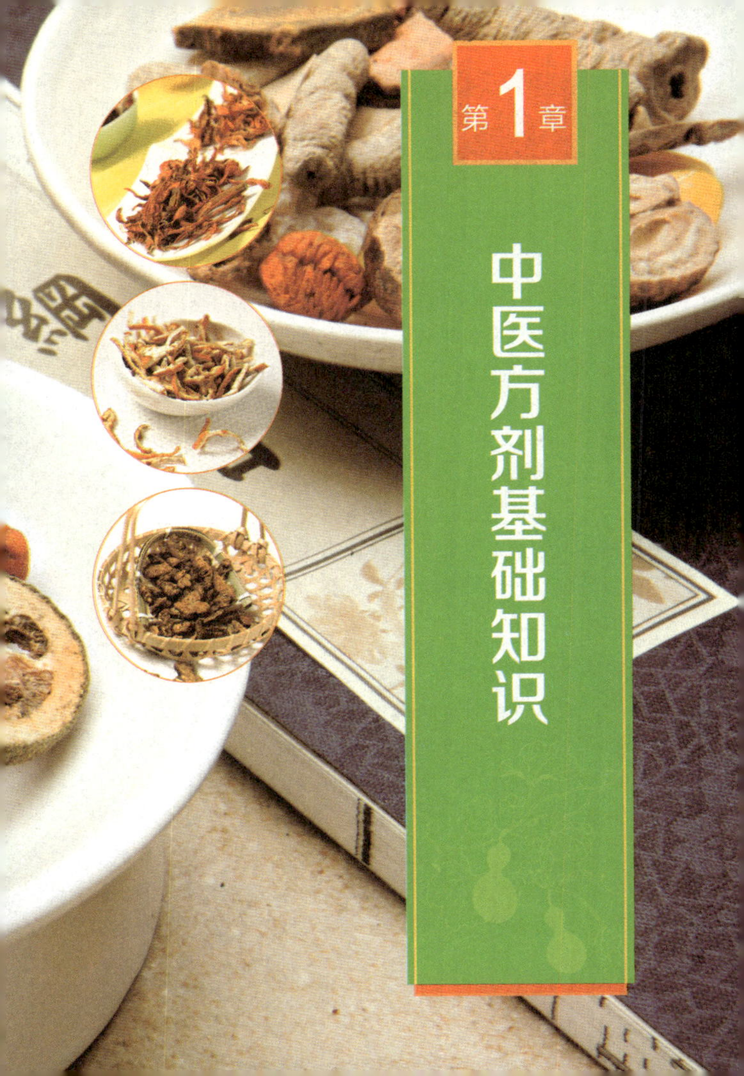

中药组方的三种禁忌

中药组方禁忌包括配伍禁忌、妊娠用药禁忌和服药时的饮食禁忌等。

配伍禁忌

配伍禁忌是指在一般情况下不宜相互配合使用的药物，包括十八反、十九畏等。具体指的是，甘草与甘遂、大戟、海藻、芫花；乌头（川乌、草乌、附子）与半夏、瓜蒌、贝母、白蔹、白及；藜芦与人参、沙参、丹参、玄参、细辛、芍药（赤芍、白芍）；硫黄与朴硝；水银与砒霜；狼毒与密陀僧；巴豆与牵牛子；丁香与郁金；川乌、草乌与犀角；牙硝与三棱；肉桂与赤豆脂；人参与五灵脂。这些药物配伍应当避免。

服药饮食禁忌

服药饮食禁忌简称“食忌”，俗称“忌口”，指服药期间对某些食物的禁忌。一般忌食油腻、腥膻、不易消化及生冷、辛辣等刺激性食物。具体而言，寒性病忌生冷食物；热性病忌辛热油腻之品；胸痹者忌肥肉及烈酒；肝阳上亢者忌胡椒、大蒜、酒等辛热助阳之品；脾热虚弱者忌油腻、黏腻、寒冷坚硬等；疮疡、皮肤病患者忌鱼、虾、蟹等腥膻发物及辛辣刺激性食物。

妊娠用药禁忌

妊娠用药禁忌是指妊娠期间应当避免服用某些会损害胎儿或导致堕胎的药物。禁用的大多是毒性较强或性能峻猛的药物，如水银、砒霜、雄黄、轻粉、马钱子等，此类药物孕妇绝对不能使用；慎用的包括活血祛瘀、破气行滞、辛热及滑利之品，如牛膝、川芎、桃仁、红花、牡丹皮、枳实、大黄等。

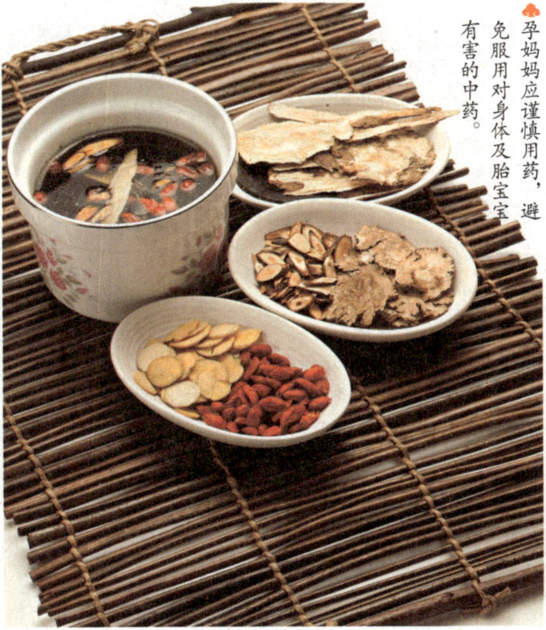

孕妈妈应谨慎用药，避免服用对身体及胎宝宝有害的中药。

中药服用常见问题解析

下面所列举的几个问题是现如今很多人在服用中药时普遍存在的疑惑，通过回答这些问题，相信大家在以后服用中药的过程中会避免这些问题。

Q1 服中药时能吃糖吗

中药汤剂一般来说不太好喝，多有苦味。因此很多患者以调味为目的，喝中药时喜欢用水果糖或奶糖配药，尤其是小儿患者的家长更是如此。殊不知，这一做法恰恰违背了用药规则。原因有四。

第一，糖能抑制常用解热退热药的药效，并能干扰无机盐和维生素在体内的吸收。中药中含有多种无机盐和维生素，所以糖更易使药效受到抑制。

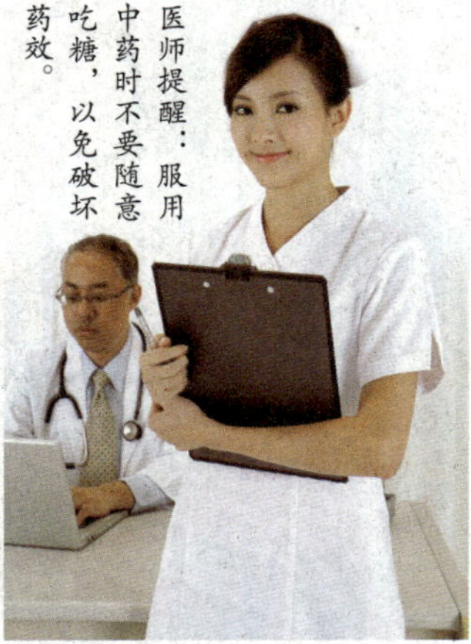

医师提醒：服用中药时不要随意吃糖，以免破坏药效。

第二，某些药物如健胃药就是凭借其苦味来达到改善病症的目的，如擅自加糖会影响药效。

第三，有些中药所含的蛋白质、鞣酸等有效成分会与糖发生一定的化学反应，产生有害物质，不利于疾病的改善。

第四，糖能分解某些药物的有效成分，从而干扰用药效果。

Q2 热服与凉服有什么不同

在服用汤药时，药汁的温度一般都以不冷不热的“温服”方式为主，但也有例外。中医治病用药有一条原则，就是根据患者疾病的寒热虚实决定温药热服、寒药凉服的方法。以不同的药汁温度服药，不仅可以提高辅助治疗效果，而且可以减少不良反应。

服中药时，如胃溃疡、十二指肠溃疡、外感风寒等辨证属于寒证的疾病，需要热服药汁。在煎药时必须用大火，煮沸5分钟左右后，就立刻滤弃药渣趁热徐徐服下。

如果因患肺炎、支气管炎、扁桃体炎、胆囊炎和尿路感染而导致高热，出现口干、舌红、便秘、尿赤等热性病症，医生会给患者开清热解毒、泻下通便的凉性中药。这类中药当用小火煎煮，时间可以适当长一些，取出药汁，待其凉了以后，再慢慢饮下，这样有利于清火解毒。

Q3 中药汤剂可以隔夜服用吗

中药含有淀粉、糖类、蛋白质和维生素、挥发油、氨基酸和各种酶及微量元素等多种成分。如果隔夜服用或存放过久，不但药效会降低，而且由于受空气、温度和细菌等因素影响，药液中的酶会分解减效，细菌会繁殖滋生，淀粉、糖类等营养成分也会发酵水解，药液容易变质，服用后对人体健康不利。

Q4 喝中药的药物剂量越多越有效吗

药物剂量是药物取得疗效的关键。许多人认为中药药性缓慢，加大剂量就能更快见效。其实，药物随着剂量的不同，作用也不一样。如有些人经常嚼食人参，或用来炖肉、煲汤，以达到保健作用，殊不知，人参吃多了会产生头痛、失眠、心悸、烦躁、便秘、血压升高等毒性反应。所以，中药的服用剂量应遵循医嘱，不可随意增加剂量。

Q5 服药时间应该是饭前还是饭后

煎好的汤剂宜饭前1小时服用；对胃肠有刺激的药物宜饭后服用；滋补药宜空腹服用；安神药宜睡前服用。服药方法：一般每剂分2～3次，每日1剂，如遇特殊情况，可以每日连服2剂，以增强疗效，但需要遵循医嘱。

第2章 消化系统疾病小偏方

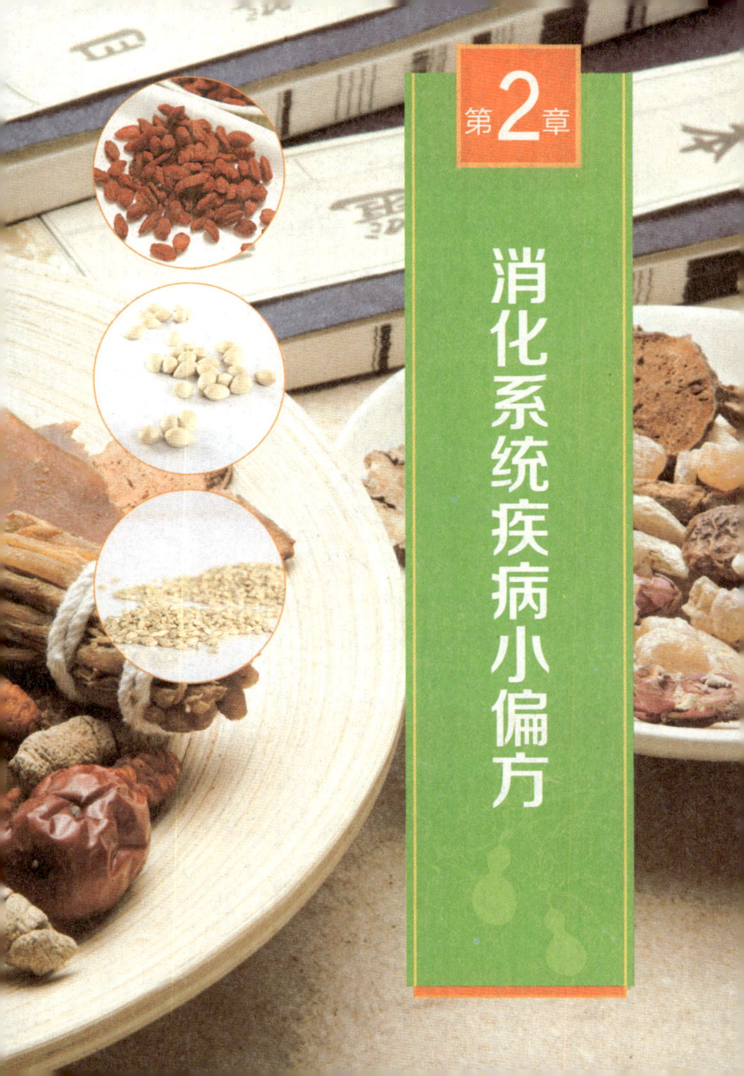

消化不良

山楂核桃饮

组成	核桃仁末15克，山楂50克，白糖200克。
做法	将核桃仁末装入容器中，再加水稀释调匀（大约2 000毫升），待用；山楂用水冲洗干净，山楂要拍破，放入锅内，加水适量，置中火上煎熬成汁，过滤去渣（大约1 000毫升）；将锅置火上，倒入山楂汁，加入白糖搅匀，待溶化后，再缓缓地倒入核桃浆，边倒边搅匀，烧至微滚，出锅装碗即成。
用法	每日1剂，分3次服用。
功效	本方可补肾润肺，润肠化食。适用于津液亏损、口干燥渴等症。

高粱米粥

组成	高粱米50克，白糖少许。
做法	高粱米洗净，加水煮粥至熟烂，加入少许白糖。
用法	随意服用。
功效	对消化不良有改善作用。

白术猪肚粥

组成	猪肚1只，白术30克，槟榔10克，粳米60克，生姜少许。
做法	猪肚洗净，切成小块，同白术、槟榔、生姜一起煮，取汁去渣，用汁同粳米煮粥。
用法	猪肚可蘸香油助餐，早、晚餐温热服食，3～5日为1个疗程，病愈后即可停服。
功效	适用于脾胃虚弱者。

萝卜汤

组成	白萝卜1根。
做法	白萝卜洗净，切成小片，直接加水熬煮，大约煮15分钟即可饮用。
用法	吃萝卜喝汤。为调味，可加盐少许，但不宜加油或味精。如为加快疗效，可以将白萝卜磨成泥挤汁服用，或者用榨汁机打汁服用。
功效	对消化不良有辅助治疗作用。

呕吐

香砂六君子汤

组成	党参、茯苓各12克，白术、炙甘草、半夏、陈皮各10克，木香6克，砂仁（后下）3克。
做法	将上药以水煎煮，取药汁。
用法	每日1剂，分2次服用。趁热服食，3~5日为1个疗程，病愈后即可停服。
功效	对呕吐有疗效。

三黄泻心汤加味

组成	黄芩、黄连、藿香、紫苏叶、桔梗、茯苓、枳壳、白芷、生姜各10克，大黄、槟榔、甘草、陈皮、白术各6克，半夏、神曲各12克，红枣（去核）4枚。
做法	将上药以水煎煮，取药汁。
用法	每日1剂，分2次服用。
功效	芳香化湿，清热燥湿。适用于食滞胃脘、阻碍气机、胃失和降而发呕吐者。

越鞠丸

组成	苍术、香附、川芎、神曲、栀子各等份。
做法	上药研为细末，搓成绿豆大的丸剂。
用法	每次服6~9克，温开水送服。
功效	行气解郁。对因气、食、热、湿等所致的反酸、消化不良等具有较好疗效。

姜夏党参汤

组成	半夏6克，党参12克，生姜3片，神曲、麦芽各15克。
做法	将上药以水煎煮，取药汁。
用法	每日1剂，分2次服用。
功效	健胃止呕。适用于脾胃虚弱所致的呕吐。

生姜粥

组成	生姜9克，肉豆蔻6克，粳米适量。
做法	前两味药捣烂，与米同煮粥。
用法	早晚服用。
功效	对呕吐有疗效。

痢疾

生姜花椒汤

组成	葱60克，生姜10克，花椒3克。
做法	将上药以水煎煮，取药汁。
用法	每日1剂，分2次服完。
功效	辅助治疗小腹疼痛、赤白痢。

鱼腥草山楂炭汤

组成	鱼腥草20克，山楂炭6克，蜂蜜适量。
做法	将前两味药加水煎煮后去渣取汁，调入蜂蜜即可。
用法	每日1剂，分2次服用。
功效	对痢疾有辅助治疗作用。

马齿苋绿豆汤

组成	马齿苋120克，绿豆30克。
做法	将上药以水煎煮，取药汁。
用法	每日1剂，连服3～4剂。
功效	对湿热痢疾有疗效。

黄芩导赤汤

组成	黄芩、白芍、生地黄、败酱草、冬瓜仁、土茯苓各15克，木通10克，竹叶6克，甘草5克，薏苡仁30克，金银花60克。
做法	将上药以水煎煮，取药汁。
用法	每日3剂，昼服2剂，晚服1剂。
功效	清热解毒，利湿，凉血养阴。适用于急性出血性肠炎便下脓血、肛门灼热。
注意	孕妇慎用此方。

白头翁汤

组成	白头翁15克，黄连6克，黄柏、秦皮各12克。
做法	用水2升，煮取1升，去渣。
用法	温服1升，不愈再服1升。
功效	清热解毒，凉血止痢。适用于腹痛、里急后重、肛门灼热、下痢脓血、赤多白少、渴欲饮水、舌红苔黄、脉弦数等症。
注意	孕妇慎用此方。

便秘

郁李仁粥

组成	郁李仁15克，粳米50克。
做法	将郁李仁捣烂，置水中搅匀，滤去渣取其汁，亦可将郁李仁加500毫升水煎煮取汁。以药汁同淘洗干净的粳米煮粥。
用法	每日1剂，分早、晚2次服用。
功效	润燥滑肠。适用于老年便秘。

决明子茶

组成	决明子100克。
做法	微火炒一下即可。
用法	每日取5克放入杯内用开水冲泡（可加适量白糖），泡开后饮用，喝完后可再续冲2～3杯，连服7～10日为1个疗程。
功效	坚持1个疗程即可有效缓解便秘症状。决明子是国家卫健委公布的药食两用的药品，《神农本草经》记载，决明子具有清肝明目、润肠通便、降脂瘦身的功效。

麻油拌菠菜

组成	新鲜菠菜250克，盐、麻油各少许。
做法	将菠菜洗净，待锅中水煮沸，放入盐，再把菠菜放入沸水中汆烫约3分钟取出，加入麻油拌匀即成。
用法	佐餐食用。
功效	可以润肠通便，有效缓解便秘症状。
注意	因菠菜中含有草酸，所以食用前要汆烫一下，以去除大部分草酸。

蜜糖金银花饮

组成	蜜糖30克，金银花15克。
做法	先将金银花水煎，去渣放凉，分次加入蜜糖溶化后饮用。煎时不要太浓，一般煎成两碗银花汁，瓶贮分冲，冲蜜糖服。
用法	每日1剂，每次1碗。
功效	可清热通便。
注意	糖尿病患者忌用此方。

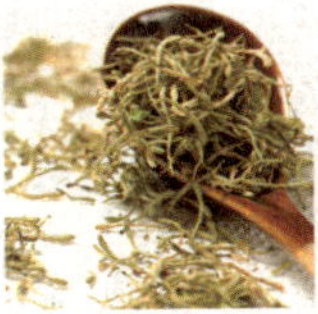
金银花

泄泻

银耳莲子汤

组成	水发银耳5克，去皮莲子30克，料酒、盐、味精、白糖、鸡汤各适量。
做法	银耳加鸡汤蒸透；莲子切去两头，摘去心，用沸水氽烫后用开水泡起；烧开鸡汤，加入料酒、盐、白糖、味精，将银耳、莲子装在碗内，注入鸡汤即成。
用法	随意取用。
功效	有补益脾胃、止泻、养心、宁神益肾的作用。

健脾益胃汤

组成	党参15克，白术、茯苓、扁豆、苍术、陈皮、半夏各10克，砂仁8克（研末，冲入药汤内服），木香、甘草各7克，山药12克。
做法	将上药以水煎煮，取药汁。
用法	每日1剂，分2次服用。

功效	健脾益胃，补气。适用于脾胃气虚所致泄泻。

山楂神曲粥

组成	山楂39克，神曲15克，粳米100克，红糖适量。
做法	将山楂、神曲洗净去渣后捣碎，入砂锅煎取药汁；将粳米淘洗干净，入砂锅加清水煎煮；待水煮开后，再倒入药汁煮至米烂，加红糖即可。
用法	趁温热服食，每日1剂，分2次服用。
功效	健脾胃，消食积。可改善消化不良、食积所致腹痛、腹泻。

番石榴蜂蜜汤

组成	番石榴3个，蜂蜜少许。
做法	将番石榴去外壳，取果肉，加水一碗半，煎至大半碗，去渣，加蜜糖少许调味。
用法	每日分3次饮用。
功效	治腹泻，补脾胃。

呃逆

青萝卜丝食醋方

组成	青萝卜1根，食醋适量，白糖2小匙。
做法	将青萝卜擦丝，擦出一小茶碗，放入白糖2小匙，放入适量醋与萝卜丝拌匀。
用法	直接吃做好的萝卜丝。
功效	本方可使胃肠痉挛受抑，从而使呃逆自行停止。

四汁方

组成	甘蔗汁、藕汁、荸荠汁、韭菜汁各50毫升，白糖15克。
做法	上述诸汁和匀，加白糖煮匀。
用法	趁热温服。
功效	可缓解呃逆。症见呃声洪亮、口臭烦渴、面赤烦躁等。

温补降逆汤

组成	人参、白术各10克，吴茱萸、干姜各9克，丁香、甘草、刀豆各6克。

做法	将上述药材以水煎煮，取药汁。
用法	每日1剂，坚持服用，直至呃逆停止。
功效	温补脾胃，和中降逆。适用于脾胃阳虚所致的呃逆。

姜末粥

组成	大米30克，姜末6克。
做法	大米淘洗干净加水煮成粥；粥熟黏稠时放入姜末搅匀煮沸即可。
用法	趁热温服。
功效	本方适用于由虚寒证所致的呃逆呕吐等症状。

猪胆方

组成	猪胆1只，赤小豆20粒。
做法	把赤小豆放入猪胆内，挂房檐下阴干后共研细粉。
用法	每日服2克，分2次用，白开水冲服。
功效	适用于顽固性呃逆患者。

慢性胃炎

清胃疏肝

组成	陈皮、延胡索各10克，川楝子、栀子各6克，黄连5克，蒲公英、白芍、丹皮、青皮各9克。
做法	将上药以水煎煮，取药汁。
用法	每日1剂，分3次服用。
功效	清胃疏肝。适用于由肝胃郁热所致的慢性胃炎患者。

蒸火腿

组成	火腿肉250克，姜、葱、花椒、盐各适量。
做法	将火腿肉洗净，切成薄片放碗中，加入姜、葱少许，水适量，置蒸笼上用大火清蒸至熟烂；将花椒研碎，铁锅烧热后放入花椒翻炒，再加入盐，继续翻炒至花椒香味四溢，盐粒散开即可。
用法	服用时，用火腿蘸椒盐，佐餐即可。
功效	温胃，理气。适用于中焦虚寒经常上逆而呃逆者，可辅助治疗寒性胃痛。

生姜粳米粥

组成	粳米100克，生姜9克。
做法	将粳米用水浸泡好，用5～6层麻纸包好，表面烧黑，研成细末。
用法	用生姜煎水，冲服粳米炭末6～9克，早、晚各1次。
功效	补中和胃。适用于慢性胃炎患者。

蒲公英煎剂

组成	干蒲公英根2克（鲜品6克）。
做法	加水2碗，熬至1碗。
用法	每日1剂，分2次服用，餐后服用，不可间断，坚持1个月即可见效。
功效	健胃，解热，发汗。适用于慢性胃炎患者。

温馨叮咛

胃酸分泌亢进时，可多吃些碱性食品，如绿叶蔬菜、苏打饼干等。避免食用大量辛辣食物及酒精类饮料、咖啡、红茶、绿茶等含有较多咖啡因的饮料。

胃下垂

升阳和胃汤

组成	柴胡9克，川芎7克，炙甘草4克，炒麦芽15克，藁本、苍术、炒神曲、桂枝、茯苓、泽泻各10克。
做法	将上药以水煎煮，取药汁。
用法	每日1剂，分4次温服。
功效	升阳化气，和胃助运。适用于胃气不运、湿邪停滞、清阳不升、中气下陷之胃缓症。

加味补中益气汤

组成	炙黄芪15克，炙甘草3克，神曲、半夏、炒荷叶各6克，党参、白术、茯苓各10克，当归12克，升麻、柴胡、砂仁、桔梗、陈皮各5克。
做法	将上药以水煎煮，取药汁。
用法	每日1剂，分2次服用。
功效	益气补中，升阳益胃。适用于脾胃虚弱、中气下陷之胃缓症。

吴茱萸汤

组成	吴茱萸、桔梗各10克，太子参、柴胡各12克，焦槟榔3克，炒枳壳、鳖甲、干姜、肉桂各6克。
做法	将上药以水煎煮，取药汁，肉桂后下。
用法	每日1剂，分2次服用。
功效	温中散寒，和胃降逆。

猪肚白胡椒汤

组成	猪肚250克，白胡椒15克。
做法	将猪肚洗净切片，加水与白胡椒同煮熟即可。
用法	分2次食用。
功效	适用于胃下垂及胃寒疼痛患者。

温馨叮咛

经常进行冷水浴能有效提高胃肠平滑肌的收缩力量，增加平滑肌的弹性，有益于胃下垂的恢复。开始时，冷水温度不宜太低，在20℃左右，1～3分钟即可。随着身体的适应，水温可逐渐降低。

胃痛

肉豆蔻砂仁汤

组成	肉豆蔻、砂仁（后下）各6克，广木香、公丁香各3克。
做法	将上药共研细末。
用法	每日2次（早、晚饭前服用），每次2克，服用时可加入红糖6克。
功效	适用于遇寒即发的胃痛患者。

附片羊肉汤

组成	制附片15克，羊肉2 000克，生姜、葱段各50克，胡椒6克，盐10克。
做法	将附片装入纱布袋，扎口；羊肉洗净，入沸水锅内，加姜、葱段各25克，汆烫至淡红色，捞出，剔去骨，将肉切块，再放清水中漂去白水，骨头拍破，余姜洗净拍破，葱洗净捆缠成束；砂锅注入清水，置于火上，下姜、葱、胡椒、羊肉块、羊骨、附片，烧沸30分钟后改小火炖至羊肉熟烂即可。

用法	取出附片，将羊肉汤盛入碗中，佐餐食用。
功效	温胃壮阳。适用于脾胃阳虚所致的脘腹冷痛。

大建中汤

组成	蜀椒6克，干姜、党参、饴糖各9克。
做法	将上药以水煎煮，取药汁。
用法	加入饴糖溶化温服。
功效	降逆止痛。用于改善脘腹剧痛、呕逆。

黄连汤

组成	制半夏9克，黄连、炙甘草、干姜、桂枝、党参各3克，红枣4枚。
做法	将上药以水煎煮，取药汁。
用法	每日1剂，分3次服用。
功效	平调寒热，和胃降逆。对胸中有热、胃中有寒、升降失常、表里不和所致的胸中烦热、痞闷不舒、气上冲逆、欲呕吐、腹中痛或肠鸣泄泻、舌苔白滑、脉弦有很好的疗效。

茵陈二苓清利汤

组成	茵陈、猪苓、茯苓、泽泻、薏苡仁、青蒿各15克，草蔻仁、淡竹叶各10克，生谷芽、生麦芽、六一散各30克，通草5克。
做法	将上药以水煎煮，取药汁服用。
用法	每日1剂，分2次服用。
功效	清热利湿，和胃化浊。适用于湿热型乙型肝炎患者。

大黄甘草汤

组成	大黄20克，甘草10克。
做法	大黄先煎30分钟再加入甘草，以水煎煮，取药汁。
用法	每日1剂，分2次服用。
功效	泻浊解毒，利胆退黄。适用于乙型肝炎患者。
注意	孕妇及处于经期、哺乳期的女性忌用此方。

第3章

呼吸系统疾病小偏方

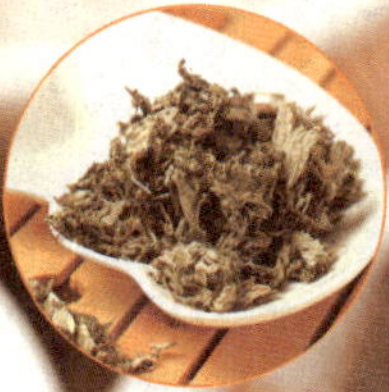

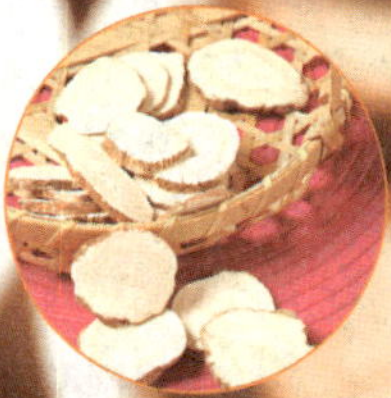

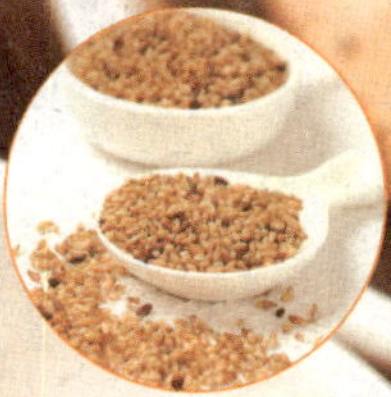

支气管哮喘

南瓜蒸蜂蜜

组成	南瓜1个（500克左右），蜂蜜60毫升。
做法	挖去部分南瓜瓤，放入蜂蜜盖好，放在盘子上蒸1小时即可。
用法	每日早、晚各服1次，连服7日。
功效	对支气管哮喘有一定疗效。

参蛤定喘散

组成	红参、紫河车、川贝母、麦冬、北沙参、钟乳石、炙款冬各20克，蛤蚧1对，化橘红10克，五味子15克。
做法	上药研极细末。
用法	取药末，每次服3克，每日服2次。
功效	补益肺肾，止咳定喘。适用于慢性、虚性之喘症、咳呛。

柚子皮炖猪心肺

组成	柚子皮60克，猪心、猪肺各1个。

做法	将猪心、猪肺洗净，加水适量，与柚子皮共炖，以熟透为宜。
用法	淡食之，每顿适量。
功效	适用于支气管哮喘患者。

蛤蚧粥

组成	成年蛤蚧1只，党参30克，糯米50克，米酒、蜜糖各适量。
做法	先用米酒和蜜糖涂在蛤蚧身上，炙熟后，把蛤蚧、党参分别研成粉末，再加适量蜜糖揉成2只饼备用；把糯米煮成稀粥，每次拌入1只蛤蚧饼，趁温热服下。
用法	早、晚各服1次。
功效	对支气管哮喘有辅助治疗作用。

薄荷紫苏饮

组成	薄荷（后下）15克，橘皮、紫苏各10克。
做法	将上药以水煎煮，取药汁。
用法	每日1剂，分2次饮用。
功效	适用于咳嗽气喘。

气管及支气管炎

西瓜秧煮鸡

组成	净公鸡1只，干西瓜秧200克，生豆油150克，生姜100克。
做法	西瓜秧煮沸，捞出后加入公鸡和生姜，待鸡煮熟后，加入豆油即可。
用法	食肉喝汤，每晚温服1碗。
功效	对老年慢性支气管炎有辅助治疗作用。

葱枣茶饮

组成	葱须15克，鲜红枣25克，甘草5克，绿茶1克。
做法	将以上4味水煎煮，取药汁。
用法	每日1剂，分3～6次温饮。
功效	温肺化痰。对咳嗽、痰多、身体消瘦之支气管炎患者颇具疗效。

茯苓薏苡仁粥

组成	薏苡仁、茯苓各50克，糯米100克。

做法	将茯苓打碎，入砂锅，加水300毫升，煎至100～150毫升，去渣；净锅入薏苡仁、糯米，加水500毫升，大火煮成粥，兑入茯苓汁，煮开2～3沸。
用法	取适量，每日早、晚各服1次。
功效	化痰，止咳。可辅助治疗支气管炎。

蜜饯双仁

组成	南杏仁（切碎）、核桃仁（切碎）各250克，蜂蜜500克，白糖适量。
做法	所有材料加适量水，搅拌熬煮。
用法	每日吃1～2汤匙。
功效	补肾益肺。适用于肾气不足型支气管炎患者。

镇咳止血汤

组成	生地黄、太子参各30克，百合、白及各15克，桑白皮12克，阿胶（烊化）、侧柏炭、鲜藕节各10克。
做法	将上药以水煎煮，取药汁。
用法	每日1剂，分2次服用。
功效	可缓解支气管炎。

肺炎

银芦薄荷饮	
组成	金银花30克，鲜芦根60克，薄荷10克，白糖适量。
做法	将金银花、芦根入锅，加水500毫升，煮15分钟，后下薄荷煎3分钟，滤汁加白糖温服。
用法	每日1剂，分2次服用。
功效	清肺散热。对肺炎、发热、头痛、咳嗽等具有一定的疗效。
注意	处于经期的女性禁用此方。

仙草炖鸡	
组成	新鲜仙草150克（干品90克），净土鸡半只。
做法	将仙草加入10碗水，以中火煮成5碗，再用该药液炖半只土鸡（或充分洗净的猪肺1/4个），约炖40分钟即成。
用法	每1～2日吃1剂，连吃3～5剂。
功效	久咳、肺病者可用本方来辅助治疗。
注意	土鸡最好进行一下汆烫处理，以去血污。

桑白皮粥

组成	桑白皮15克，粳米50克，冰糖适量。
做法	桑白皮入锅，加水200毫升，煎至100毫升，去渣；加入粳米、冰糖，加水400毫升煮成粥。
用法	每日2次温服。
功效	清泻肺热。适用于肺炎高热不退、口干咽燥。

罗汉果桔梗饮

组成	干桔梗片30克，罗汉果20克，白糖50克。
做法	罗汉果洗净，捏碎；将桔梗片、罗汉果放入炖锅内；加水煮沸，再用小火煮28分钟，加入白糖即成。
用法	每日1剂，分2～3次服用。
功效	清肺止咳。

温馨叮咛

肺炎属急性热病，影响脏腑功能，容易导致消化功能降低。因此肺炎患者的饮食应以高营养、清淡、易消化为主，不要吃肥甘厚腻之品。

肺气肿

降气开结方

组成	红参、半夏、冬虫夏草各9克，麦冬、核桃仁各12克，厚朴、五味子各4.5克，炙甘草3克，炒杏仁、炒紫苏子、桂枝各6克，生姜2片。
做法	上药加水和黄酒各450毫升，小火煎取200毫升；滤出药渣再入水和黄酒各300毫升，小火煎取200毫升滤出。两汁兑在一起搅匀即可。
用法	每日1剂，分早、晚2次，饭前2小时温服。
功效	适用于肺气肿，症见气喘、发绀等。

百合酸枣仁鸡蛋汤

组成	百合60克，酸枣仁30克，鸡蛋2枚（取蛋黄）。
做法	用百合、酸枣仁煎煮，取药汁，将鸡蛋黄搅匀加入，加糖煮熟。
用法	每日1剂，分2次服用。
功效	养阴安神。适用于慢性阻塞性肺气肿。

补肺益肾方

组成	生地黄、熟地黄、山药、党参、茯苓、山茱萸、泽泻、太子参、麦冬、南沙参、北沙参各10克，甘草5克。
做法	将上药水煎煮，取药汁。
用法	每日1剂，分2次服用。
功效	适用于慢性阻塞性肺气肿之肺肾阴虚型。

化痰燥湿方

组成	陈皮6克，法半夏、茯苓、苍术、厚朴、白芥子、莱菔子各10克，炙甘草5克。
做法	将上药用水煎煮，取药汁。
用法	每日1剂，分2次服用。
功效	适用于慢性阻塞性肺气肿。

温馨叮咛

缓解肺气肿的小妙招：用鼻深吸气，从收成圆筒状的口唇间缓慢呼出。

感冒

葱姜粥

组成	糯米50克，葱白7根，生姜末6克。
做法	将糯米煮成粥，起锅前投入葱、姜闷盖煮片刻。
用法	食粥。
功效	食后盖被，更利于发汗。

辣茶方

组成	茶叶10克，辣椒500克，胡椒、盐各适量。
做法	将以上材料共研末，拌和均匀，放入瓷瓶内，封口，静置半个月。
用法	每次取3克，开水冲泡5分钟，温服，每日2次。
功效	辣椒、胡椒均有温中散寒、健胃消食的功效，这两种材料单独使用效果并不强，联合起来却可以增强功效，从而达到驱寒解表、开胃之功。
注意	糖尿病患者慎用此方。

第4章 五官科疾病小偏方

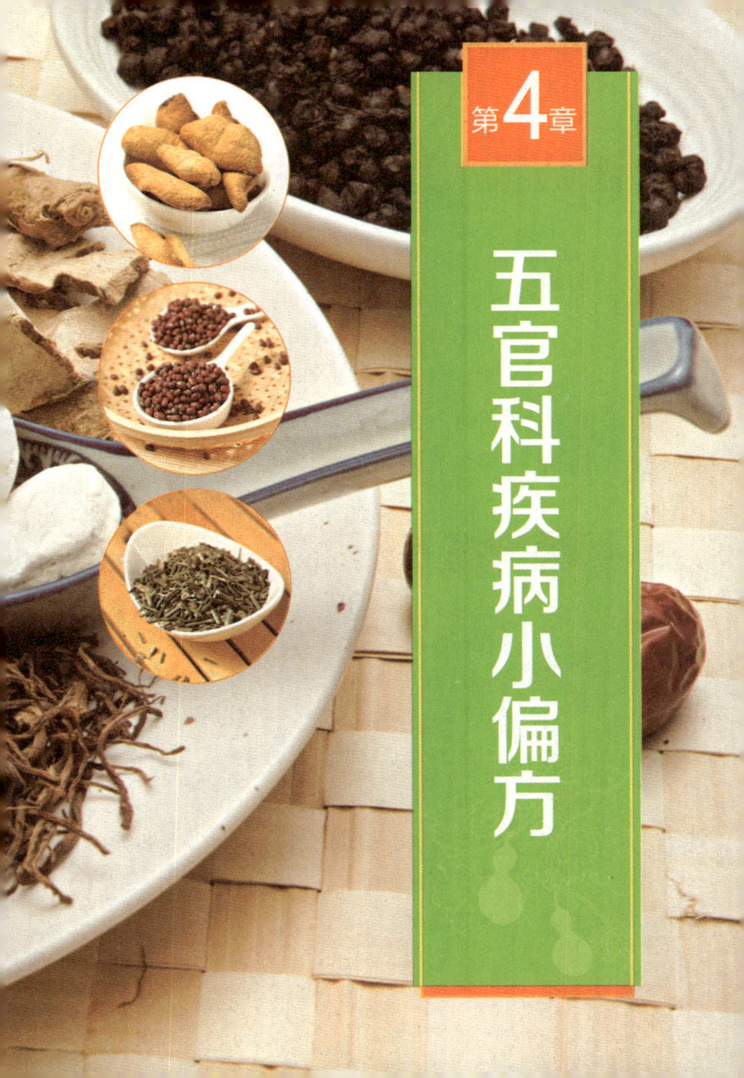

眼干燥症

银翘散加减方

组成	连翘、荆芥穗、淡豆豉、牛蒡子各9克，金银花、竹叶、天花粉各12克，桔梗、生甘草各6克，薄荷（后下）3克，石斛16克，芦根30克。
做法	将上药以水煎煮，取药汁。
用法	每日1剂，分2次服用。
功效	祛风清热。适用于眼干燥症。

增液汤加减方

组成	生地黄、石斛各16克，玄参、麦冬、天花粉各12克，太子参、紫草、皮尾参各9克，芦根30克，薄荷（后下）、蝉蜕各3克，桔梗、黄芩、生甘草各6克。
做法	将上药以水煎煮，取药汁。
用法	每日1剂，分2次服用。
功效	养阴生津。适用于眼干燥症，缓解眼干燥综合征症状。
注意	脾胃虚弱者禁用此方。

生地黄养阴汤

组成	生地黄、麦冬各15克，玄参、川贝母各10克，牡丹皮、白芍各9克，甘草、薄荷（后下）各6克。
做法	将上药以水煎煮，取药汁。
用法	每日1剂，分3次服用。
功效	可清热生津，缓解眼干燥综合征症状。

四参汤

组成	南沙参、北沙参、天冬、麦冬、太子参（单煎）、白芍、玄参、生地黄各12克，生黄芪15克，甘草、五味子各10克，鲜石斛30克。
做法	将上药以水煎煮，取药汁。
用法	每日1剂，分2次服用。
功效	用于气阴两虚型眼干燥症。

温馨叮咛

对于眼干燥症患者来说，平时要减少看报、上网等活动的时间，以防止视疲劳，否则会加重病情。

沙眼

秦皮决明子洗方

组成	秦皮30克，黄柏、决明子各15克，黄芩、黄连、栀子各9克。
做法	取以上六味药物，加入适量水煎取药液，备用。
用法	趁热熏患眼，每日3次。
功效	适用于沙眼患者。

二矾菊梅洗方

组成	枯矾、胆矾、白菊花、乌梅、花椒、桃仁、杏仁、荆芥、防风、冰片各3克。
做法	取以上前九味加水煎煮至沸，去渣取汁，倒入碗中，备用。
用法	将冰片研为极细末，分2次加入药液中，与药液搅匀，趁热熏洗病眼，每日1剂，分2次用。
功效	祛风活血，收敛明目。适用于沙眼、急性结膜炎患者。
注意	孕妇慎用此方。

明目汤

组成	生赤芍、黑玄参、白鲜皮各9克，广陈皮、淡竹叶各4.5克，生地黄12克，甘草3克。
做法	将上药以水煎煮，取药汁。
用法	每日1剂，分2次服用。
功效	清脾凉血。适用于脾胃湿热导致的沙眼患者。

除风清脾饮

组成	玄明粉（冲服）12克，陈皮、连翘、黄连、玄参、大黄、桔梗、生地黄、知母、黄芩各10克，防风8克，荆芥6克。
做法	将上药以水煎煮，取药汁。
用法	每日1剂，分2次服用。
功效	祛风清脾，祛湿。适用于沙眼患者。

温馨叮咛

如果人体缺乏维生素A，就会导致眼睛对黑暗环境的适应能力减退，严重时还容易患夜盲症。维生素A的最好来源是各种动物的肝脏、鱼肝油、奶类和蛋类，以及菠菜、韭菜、杏仁等蔬菜坚果。

白内障

沙苑子猪肝汤

组成	猪肝片150克，沙苑子30克，桂圆肉6克，生姜1片，盐适量。
做法	砂锅内加适量清水，用大火烧沸，放入沙苑子和桂圆肉，改用中火继续煲2小时左右，再放入猪肝、姜片，待猪肝熟透后，加盐调味即成。
用法	佐餐食用。
功效	滋补肝肾。适用于早期老年性白内障患者。

首乌黄豆烩猪肝

组成	猪肝250克，黄豆50克，制何首乌15克，黄酒、生姜、盐、白糖、味精、植物油各适量。
做法	将制何首乌加水煮沸20分钟，滗出汁水待用；炒锅上火，放油烧热，下黄豆煸炒至发出香味，加入制何首乌汁煮沸，放入猪肝，并用小火焖煮至豆酥烂，加黄酒、生姜、盐、白糖、味精调味即成。

用法	佐餐食用。
功效	滋补肝肾，养血明目。适用于早期老年性白内障患者。

地黄二子粥

组成	生地黄30克，青葙子、枸杞子各10克，粳米100克。
做法	将青葙子、枸杞子捣碎，与生地黄同放砂锅内，加水，用小火煎煮30分钟，取汁；粳米煮成粥，加药汁煮沸。
用法	每日1剂，分早、晚2次分食。
功效	补阴明目。适用于早期老年性白内障患者。

薄荷液

组成	薄荷脑25克。
做法	取薄荷脑少许，放入小酒杯中，以温开水溶化为液体。
用法	用脱脂药棉蘸薄荷脑药液涂擦印堂穴和双侧太阳穴，然后将棉球放在鼻孔下嗅其气，每日3次。
功效	通窍明目。

夜盲症

朱砂蒸鸡肝	
组成	鸡肝1副，朱砂0.5克（水飞为末）。
做法	将朱砂与鸡肝拌匀，放入小碗内，加水少许，隔水蒸熟。
用法	每日或隔日吃1次。
功效	可辅助治疗夜盲症。

决明茅术散	
组成	决明子（煅炒）15克，茅术片（盐水拌，晒干）、车前子各5～10克，猪肝（不落水）150克。
做法	先将上药共研细末，把猪肝切一条缝，纳入上药，用线扎住，放锅内煮熟。
用法	用时先令患者两目趁热熏之，然后食猪肝。通常情况下，轻症1剂即可见效，重症3剂即可见效。以上系成人剂量，儿童酌减。
功效	养阴明目。适用于夜盲症。
注意	高脂血症患者慎用此方。

消盲汤

组成	苍术10克，枸杞子15克，女贞子、谷精草各12克。
做法	将上药以水煎煮，取药汁。
用法	每日1剂，分3次服用。
功效	适用于夜盲症患者。

车前草煎鸡蛋

组成	车前草的果实适量，鸡蛋1枚。
做法	用车前草的果实与鸡蛋同煎，煎至熟时即可。
用法	每日1次，连吃3~4次。
功效	适用于夜盲症患者。

菠菜谷精草炖羊肝

组成	菠菜500克，羊肝200克，谷精草15克。
做法	将菠菜、羊肝洗净，与谷精草一同加水煮熟。
用法	食肝饮汤，每日1剂，连服3~4剂。
功效	适用于夜盲症患者。

青光眼

抗青汤

组成	当归、白芍、柴胡各10克，生地黄、茯苓、车前子（包煎）、菊花各30克，泽泻18克，枸杞子、茺蔚子、夏枯草、白僵蚕各15克，羚羊角（或替代品，单煎）1.5克，香附、甘草各6克，黄连3克。
做法	将上药以水煎煮，取药汁。
用法	每日1剂，分3次服用。
功效	疏肝祛火，清热生津。对青光眼有一定辅助疗效。

龙胆草饮

组成	龙胆草5克，车前子15克，蜂蜜20克。
用法	将龙胆草、车前子一同放入容器中，用冷水浸泡20分钟，放入锅中加水煎煮20分钟，取汁，待药汁转温后调入蜂蜜即成。
用法	每日1剂，分早、晚2次服用。
功效	适用于急性充血性青光眼患者。

菊明汤

组成	木贼草12克，牡蛎壳（先煎）、决明子（先煎）各15克，夜明砂10克，菊花30克。
做法	先把上药用水浸泡30分钟，再放火上煎煮30分钟，每剂煎煮2次，将2次煎出的药液混合即成。
用法	每日1剂，分早、晚2次服用。
功效	对青光眼有一定疗效，并能有效缓解患者的头痛、目痛症状。

归龙致心汤

组成	当归、地龙、黑地榆各12克，黑栀子13克，红花10克，川芎、桃仁、鸡内金、白僵蚕各6克。
做法	将上药以水煎煮，取药汁。
用法	每日1剂，分2次服用。
功效	养血活血，化瘀通络，清热息风。适用于原发性青光眼。
注意	孕妇慎用此方。

鼻炎

枸杞子甘草方

组成	鲜枸杞子根90~120克，甘草9~12克。
做法	将上药以水煎煮，取药汁。
用法	代茶饮，连续1个月。
功效	发散风寒。适用于鼻炎症状。

菊花薄荷方

组成	菊花10克，栀子花10克，薄荷（后下）3克，葱白3克，蜂蜜适量。
做法	将上述药物用沸水冲泡，取汁加蜂蜜调匀。
用法	代茶频饮，每日1剂，连用3～5日。
功效	适用于急性鼻炎患者。

温馨叮咛

按摩穴位也可以辅助治疗鼻炎，如用手指在鼻部两侧自上而下反复揉捏鼻部5分钟左右，然后轻轻点按迎香穴（鼻唇沟中，平鼻翼外缘中点处）1分钟。

苍耳辛夷黄芩汤

组成	苍耳子、黄芩、菊花、桑白皮、金银花、赤芍各15克，栀子8克，辛夷花、浙贝母、路路通、枸杞子各12克，天花粉、桔梗各10克。
做法	将上药以水煎煮，取药汁。
用法	每日1剂，分2次服用。
功效	润肺清热。适用于慢性鼻炎患者。

鼻炎灵

组成	苍耳子、白芷、辛夷各60克，冰片粉6克，薄荷霜5克，芝麻油500克，石蜡油100克。
做法	将芝麻油、苍耳子、白芷、辛夷同放锅内，浸泡24小时，加热，待苍耳子、白芷、辛夷炸成焦黄色捞出，再下冰片、薄荷霜、石蜡油搅匀，冷后过滤，分装瓶内备用。
用法	滴鼻每次1～2滴，每日1～2次。
功效	祛风通窍。适用于慢性鼻炎、鼻塞、流涕、嗅觉减退等症。

咽炎

桔梗炒苦瓜

组成	鲜桔梗片100克，苦瓜250克，盐、味精各2克，姜片5克，葱段10克。
做法	将苦瓜洗净，去瓤，切块；将炒锅置大火上烧热，加入植物油，烧六成热时，下姜片、葱段爆香，随即投入苦瓜片、桔梗片，炒熟，加盐、味精炒匀即可。
用法	佐餐食用。
功效	清热解毒，利咽祛火。适用于急、慢性咽炎患者夏季食用。

清咽粥

组成	玄参30克，甘草10克，麦冬20克，酸梅2枚，粳米100克。
做法	玄参、甘草切片；酸梅去核；麦冬去芯；与粳米同放锅内，加水适量，煮成粥。
用法	每日1剂，分2次服用。
功效	清咽利喉，生津止渴。适用于急、慢性咽炎患者春季食用。

鱼腥草猪肺汤

组成	猪肺200克，鲜鱼腥草30克，红枣（去核）5枚，盐、味精各适量。
做法	先将猪肺用清水反复灌洗干净，挤干水后切成小块，再用清水漂洗干净；鲜鱼腥草洗净切段；红枣洗净；把猪肺块、红枣一同放入锅内，加清水适量，用大火煮沸后撇去浮沫，再用小火慢煮1小时，然后下鱼腥草段再煮10分钟，加入盐、味精即可出锅。
用法	每日1剂，分2次服用。
功效	可有效缓解咽炎症状。

蜂蜜醋

组成	蜂蜜2大匙，醋（苹果醋等纯酿造醋）20～50毫升，冰镇水150毫升。
做法	把醋倒入杯中，加入蜂蜜，充分搅拌，之后再加入150毫升冰镇过的水再进行充分搅拌即可。
用法	直接饮用，当日服完。
功效	对缓解咽喉炎有效。

牙痛

生地黄汁

组成	鲜生地黄适量。
做法	鲜生地黄洗净，用干纱布包裹。
用法	咀嚼令汁浸渍牙根并咽之。
功效	消肿止痛。适用于肾虚所致牙痛。

腌茄子

组成	茄子200克，盐适量。
做法	将茄子切成3～4厘米的长条，加入盐，腌渍2小时即可。
用法	牙痛时用牙齿直接咬住茄条，疼痛缓解后吐掉。
功效	对各种牙痛都有一定疗效。

荜茇防风良姜方

组成	荜茇、细辛、白芷、防风各5克，高良姜4克。
做法	取以上五味焙黄，研为极细末，和匀。

用法	用脱脂棉蘸取药末少许，塞入鼻孔，左侧牙痛塞右鼻，右侧牙痛塞左鼻，塞好后做深呼吸2分钟，每日早、晚各用药1次。
功效	祛风，消炎，止痛。适用于牙痛。

石膏细辛丹皮散

组成	生石膏15克，细辛、升麻、大黄各3克，牡丹皮4克，黄连5克，生地黄6克。
做法	将以上七味药研为细末，每次取药末6克，用水调成糊状备用。
用法	敷于脐部，然后用消毒纱布覆盖，再用胶布固定，每日换药1次。
功效	清胃火，通便。适用于胃火牙痛、牙龈肿痛、大便干结。

升麻薄荷饮

组成	升麻10克，薄荷6克。
做法	将上药以水煎煮，取药汁。
用法	代茶饮，每日5~6次。
功效	清热止痛。适用于风热牙痛。

口腔溃疡

黑木耳山楂饮	
组成	黑木耳、山楂各10克。
做法	将黑木耳和山楂以水煎煮，取药汁。
用法	每日1剂，分1～2次服完。
功效	对口腔溃疡有较好的疗效。
注意	孕妇慎用此方。

莲子白萝卜	
组成	莲子30克，白萝卜250克。
做法	将以上材料洗干净，再入锅共煮至熟即可。
用法	每日2次，喝汤食莲子。
功效	有助于缓解口腔溃疡症状。

吴茱萸散	
组成	吴茱萸50克，陈醋适量。
做法	先将吴茱萸烘干研成细末，再加陈醋调成膏状，分为10等份。

用法	每日取2份。分别敷于左右脚心涌泉穴，用纱布包扎，每日换1次药，共敷5日。
功效	适用于口腔溃疡。

生地黄绿豆汤

组成	绿豆60克，生地黄30克。
做法	以上材料洗净，一同加水煮，煮后去生地黄即可。
用法	食豆饮汤，每日1剂。
功效	可辅助治疗口腔溃疡。

温馨叮咛

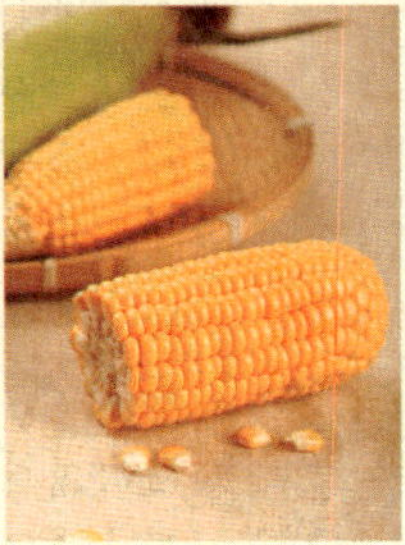

临床研究发现，饮食过于精细也会导致口腔溃疡。如大米的表皮中含有维生素B_2、微量元素锌，但大米加工者为了让大米看上去白、吃起来口感好，便把大米表皮去掉，导致营养成分丢失，从而易患口腔溃疡。因此医生提醒人们平时应多吃粗粮、蔬菜水果。

中耳炎

耳疳散

组成	五倍子、黄连、枯矾、龙骨、海螵蛸各6克，冰片0.6克。
做法	先将五倍子研碎，海螵蛸去皮，与枯矾、黄连、龙骨、冰片共研成极细末。
用法	先将耳道内外的脓液用生理盐水或双氧水洗净擦干，再用消毒棉花卷条蘸药塞入耳中，每日3～5次。
功效	清热泻火解毒、燥湿祛腐生肌。适用于慢性化脓性中耳炎患者。

通气银翘散

组成	金银花20克，连翘、赤芍各15克，桔梗、柴胡各6克，石菖蒲30克，川芎15～25克，香附、泽泻、菊花各10克。
做法	将上药以水煎煮，取药汁。
用法	每日1剂，分早、晚2次服用。
功效	疏肝清热，行气活血，利湿通窍。适用于非化脓性中耳炎患者。

第5章 神经系统疾病小偏方

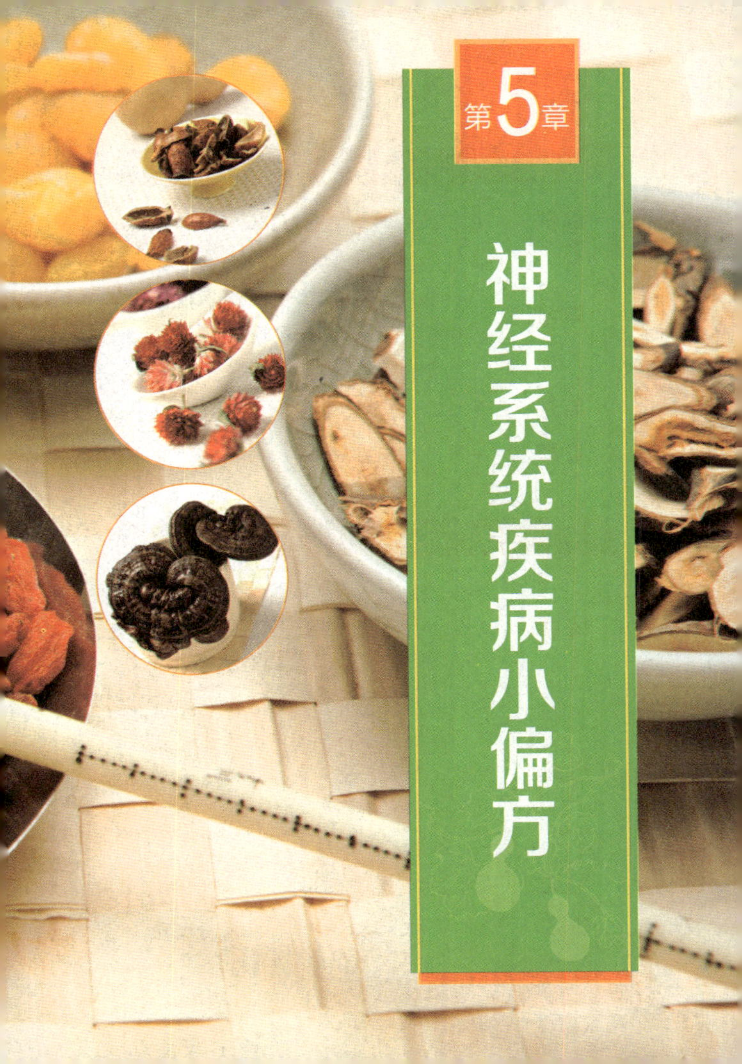

抑郁症

麦冬煮鹌鹑蛋

组成	麦冬20克，鹌鹑蛋15枚，白糖30克。
做法	将麦冬去芯，洗净；鹌鹑蛋煮熟，去壳；将麦冬、鹌鹑蛋同放锅内，加水800毫升，置大火烧沸，小火煮15分钟，加入白糖即成。
用法	每日1次，单食或佐餐食用。
功效	养阴，清心，解郁。

百合炒青笋

组成	百合30克，青笋200克，红椒25克，姜片5克，料酒10毫升，葱10克，盐3克，味精2克，植物油35毫升。
组成	青笋去皮洗净，切菱形片；葱洗净，切段；红椒洗净，切菱形；炒锅置大火上烧热，加油，烧六成热时，下姜片、葱段爆香，随即加入青笋片、百合、红椒，炒熟，加入料酒、盐、味精即成。
用法	每日1次，佐餐食用。
功效	清心安神。适用于抑郁症患者食用。

莲子白果炒鸡蛋

组成	莲子、白果各20克，鸡蛋3个，盐3克，味精2克。
做法	将莲子、白果去芯，烘干，研成细粉；鸡蛋打入碗中，将莲子、白果粉同放鸡蛋碗中，加入盐、味精搅匀。炒锅加油烧热时下入鸡蛋，煎熟即可。
用法	每日1次，佐餐食用。
功效	可养心安神，改善抑郁症。

加味逍遥散

组成	柴胡、白芍药、甘草、当归、白术、茯苓各6克，栀子、牡丹皮各3克。
做法	将上药以水煎煮，取药汁。
用法	每日1剂，分3次服用。
功效	清肝泻火，顺气解郁。

温馨叮咛

抑郁症患者应多吃含钙丰富的食物，如大豆及豆制品、牛奶、鱼、虾、红枣、柿子、韭菜、芹菜、蒜苗等。

阿尔茨海默病

核桃芝麻莲子粥

组成	核桃仁、黑芝麻各30克，莲子15克，大米适量。
做法	将上四味食材加水煮成粥即可。
用法	每日1剂，分2次服用，坚持长期服用。
功效	对阿尔茨海默病有一定疗效。

松针饮

组成	松针适量。
做法	将松针以水煎煮，取药汁。
用法	代茶频饮。
功效	适用于健忘、久病痴呆等症。

石柑汤

组成	石柑叶7～8片。
做法	将石柑叶用3碗水煎至1碗。
用法	饭后服用，每日1剂，连服10剂。
功效	可有效改善阿尔茨海默病症状。

疏肝解郁方

组成	柴胡、白芍、柏子仁、浮小麦、白术各12克，香附、川芎、炙甘草、茯苓各9克，佛手、合欢花、当归、柏子仁、红枣各10克。
做法	将上药以水煎煮，取药汁。
用法	每日1剂，分2次服用。
功效	调情志，促睡眠。适用于思虑过多的阿尔茨海默病患者。

养心健脾醒脑方

组成	当归、制首乌、黄芪、茯苓、远志、广木香各10克，桂圆肉15克，党参、白术各9克，甘草、酸枣仁各6克，石菖蒲12克。
做法	将上药以水煎煮，取药汁。
用法	每日1剂，分2次服用。
功效	益气补血，养心健脾。适用于心脾两虚所致的阿尔茨海默病患者。

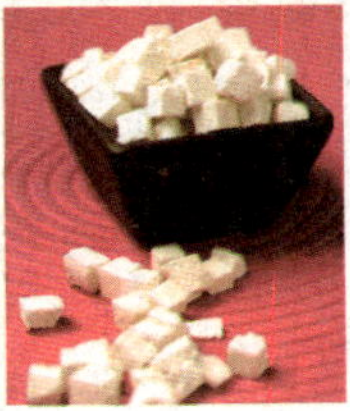

茯苓

面部三叉神经痛

四味芍药汤	
组成	白芍、生牡蛎（先煎）各30克，丹参、甘草各15克。
做法	将上药以水煎煮，取药汁。
用法	每日1剂，分2次服用。
功效	适用于三叉神经痛之肝阳上亢者。

豨莶草乌鸡汤	
组成	豨莶草、当归各10克，红花、桃仁、全蝎各6克，乌鸡1只，姜10克，葱15克，盐4克。
做法	当归切片；乌鸡宰杀后去毛、内脏及爪，洗净；全蝎烘干研成细粉；豨莶草、桃仁、红花、当归装入纱布内扎紧口。乌鸡放入炖锅内，加入药包，放入姜、葱、盐，注水600毫升。炖锅置于大火上烧沸，再用小火煮45分钟即成。
用法	每日1次，每次吃乌鸡肉50克，全蝎粉分2次用乌鸡汤吞服。
功效	行气活血。适用于面部神经麻痹者。

芎菊粥

组成	川芎10克，菊花6克，粳米250克。
做法	川芎洗净切片；鲜菊花洗净，去杂质；粳米淘洗干净。粳米放炖锅内，放入川芎、鲜菊花，加水800毫升。将炖锅置于大火上烧沸，再用小火煮40分钟即成。
用法	每日1次，每次吃粥80克。
功效	疏风清热，活血行气。适用于面神经炎患者。

全蝎鳝鱼汤

组成	当归片10克，红花、全蝎各6克，鳝鱼300克，姜20克，葱15克，盐4克。
做法	全蝎烘干研成细粉，鳝鱼去骨及头尾，切段，放入锅内，加入当归片、红花、姜、葱、盐，注水。炖煮40分钟即成。
用法	每日1次，每次吃鳝鱼50克，用汤吞服一半全蝎粉。
功效	祛风补血。适用于面部三叉神经痛患者。

癫痫

猪心菖蒲汤

组成	猪心1个，九节菖蒲10克。
做法	猪心洗净，九节菖蒲研为末。将九节菖蒲末放入猪心内，加水煮汤，至猪心熟烂即可。
用法	喝汤，食猪心。每日1剂，分2次服食。
功效	对缓解癫痫症状有一定的作用。

橄榄郁金汁

组成	鲜橄榄500克，郁金25克，白矾（研末）25克。
做法	先将橄榄打碎，加适量水，放锅内熬开后，捞去核，捣烂，再加郁金熬至无橄榄味，过滤去渣，加入白矾末再熬，熬至500毫升即可。
用法	每次服20毫升，每日早、晚各1次，温开水送服。
功效	适用于突然跌倒、尖叫、四肢抽搐、口吐白沫、大小便失禁等症。

榛蘑白糖汁

组成	榛蘑120克，白糖90克。
做法	用水煮榛蘑，过滤其汁，加白糖调味即可。
用法	每日1剂，随意饮用。
功效	本方可有效缓解癫痫。

当归川芎活血化瘀方

组成	当归、红花、生地黄、柴胡各10克，川芎、桃仁、枳壳各9克，赤芍、桔梗各6克，牛膝12克。
做法	将上药以水煎煮，取药汁。
用法	每日1剂，分2次服用。
功效	可活血化瘀。适用于因瘀血所导致的癫痫。

温馨叮咛

癫痫患者平时要少吃诱发癫痫的食物，如鲤鱼、羊肉、公鸡等。刺激神经中枢的食物，如咖啡、烈酒、浓茶等应禁止饮用。

神经衰弱

蛤士蟆菠菜汤

组成	干蛤士蟆25克，菠菜100克，海米50克，盐、鸡汤、味精、葱姜汁各适量。
做法	将干蛤士蟆用温水泡开，择出黑线洗净，切成小丁。将菠菜洗净切段，锅放火上，放入鸡汤，放入蛤士蟆丁、海米、葱姜汁、盐烧开，撇净浮沫，调入味精，撒上菠菜碎叶即成。
用法	每日1剂，分2次服用。
功效	补肾益精，养阴润肺。适用于神经衰弱、精力不足者服用。

莲子百合猪肉汤

组成	猪瘦肉250克， 莲子、百合各30克，盐适量。
做法	将猪肉、莲子、百合共放砂锅内，加水煮汤，加盐调味。
用法	每日1剂，分2次服用，连服数日。
功效	可宁神定志，缓解神经衰弱。

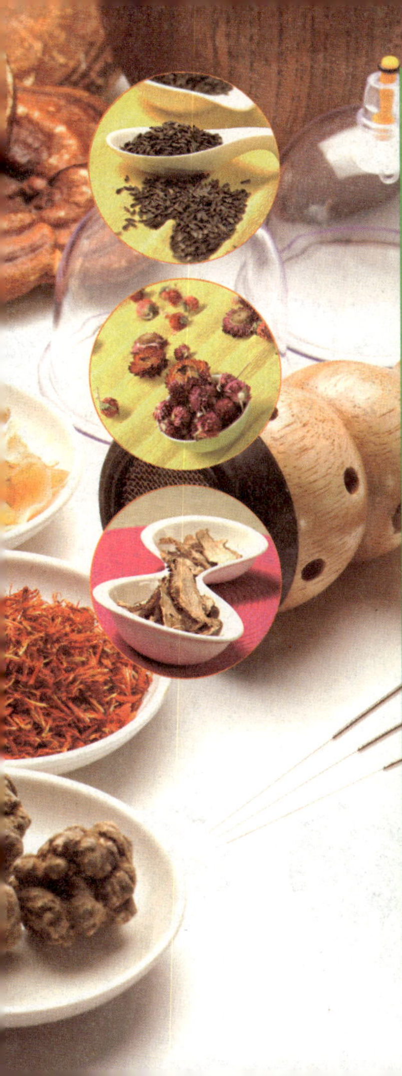

第6章 皮肤科疾病小偏方

皮肤瘙痒

红枣姜桂饮

组成	红枣50克，干姜9克，桂枝6克。
做法	将上药以水煎煮，取药汁。
用法	每日1剂，1周为1个疗程。
功效	可改善皮肤瘙痒症状。

清风散

组成	当归、生地黄、防风、蝉蜕、知母、苦参、胡麻仁、荆芥、苍术、牛蒡子、生石膏（先煎）各6克，甘草、木通各3克。
做法	将上药以水煎煮，取药汁。
用法	空腹服用。
功效	疏风养血，清热除湿。适用于皮肤瘙痒症患者。

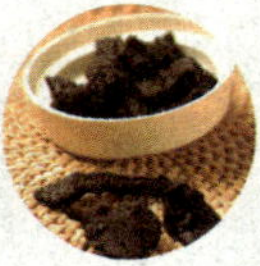

地黄

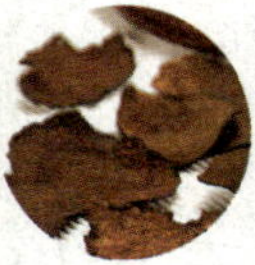

何首乌

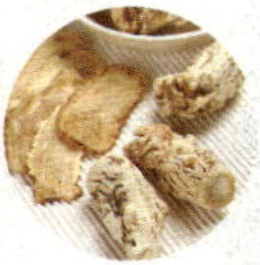

当归

加味四物汤

组成	熟地黄、首乌、当归、白芍、川芎、威灵仙、刺蒺藜各12克，地肤子20克，蛇蜕1克，防风、全蝎各6克，白鲜皮15克。
做法	将上述药物一同放入砂锅中，加冷水浸泡半小时后煎煮，取汁150毫升，两煎后混匀即可。
用法	每日1剂，分早、晚2次温服。
功效	养血润燥息风，祛风除湿止痒。适用于单纯性老年皮肤瘙痒症患者。

荆防牛蒡汤

组成	荆芥、防风、金银花、菊花、连翘、薄荷、甘草各10克，生地黄、玄参、牡丹皮、赤芍、当归、刺蒺藜、白鲜皮、牛蒡子各15克，土茯苓30克。
做法	水煎3次取汁。
用法	每日1剂，分早、中、晚温服。2周为1个疗程。
功效	调和气血，疏风解毒。适用于老年皮肤瘙痒症患者。

脱发

生地黄何首乌

组成	生地黄、何首乌各30克，黑芝麻梗、鲜柳枝各50克。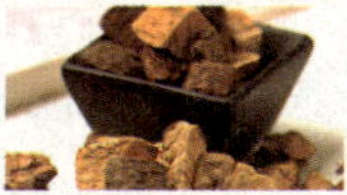何首乌
做法	以上材料水煎，滤去汁液。
用法	趁热熏洗患部，洗后用干毛巾覆盖患部半小时。每日1剂，分3次洗头，5日为1个疗程。
功效	可改善脱发症状。

当归生熟地黄川芎汤

组成	当归20克，生地黄、熟地黄、白芍、制首乌、侧柏叶、白鲜皮各15克，川芎、红花、桃仁、泽泻各10克，蝉蜕6克，黑芝麻少许。
做法	将上药以水煎煮，煎药时，放入少许黑芝麻做药引。
用法	每日1剂，分2次服用。
功效	对脂溢性脱发有一定疗效。

笔头菜汁

组成	笔头菜适量。
做法	将笔头菜装进榨汁机，加水榨汁。
用法	将汁液浇到头上润发。
功效	本方可使头发光滑，避免脱发。

柏枝椒仁半夏方

组成	侧柏叶（干药）、花椒仁、半夏各90克。
做法	将药加水500毫升，煎至250毫升，入蜜少许，再煎1～2沸。
用法	用时入生姜汁少许，调匀，擦脱发处，每日2次。
功效	止脱生发。对脱发有一定的疗效。

半夏生姜方

组成	生半夏、生姜各300克，麻油1 000克。
做法	将生半夏、生姜研末，以麻油浸渍半个月。
用法	用时先以生姜片涂擦患处，后用药油涂之，每日1次。
功效	可缓解脱发症状。

乌发

乌发丸

组成	莲子草500克，杏仁（汤浸，去皮尖）、鸡肾草（麸炒微黄）各适量，干熟地黄1 000克。
做法	将上药捣为细末，加水制成梧桐子大小的丸剂。
用法	每日空腹以温酒服下，每次30丸。
功效	有乌发的功效。

天冬熟地黄丸

组成	天冬、熟地黄各250克。
做法	将上药共研为细末，加蜜做成梧桐子大小丸剂。
用法	每日饭前以酒服下30丸。
功效	对辅助治疗须发早白有效。

女贞子黑芝麻煎

组成	女贞子500克，黑芝麻250克。
做法	将上药以水煎煮，取药汁。

用法	每次服用20毫升，每日2~3次，温开水送下。
功效	适用于头发早白。

地黄丸

组成	生地黄、熟地黄各250克。
做法	将生熟地黄研为细末，加蜜炼为丸剂，如绿豆般大小。
用法	每日3次，每次服10克，白酒送下。
功效	本方可用于各个年龄段及不同性别的白发患者。

贞子墨旱莲方

组成	女贞子520克，墨旱莲、桑椹各300克，白酒、蜂蜜各适量。
做法	先将女贞子阴干，再用酒浸1日，蒸透晒干；把墨旱莲、桑椹阴干。将上三味药碾成细末，炼蜜成丸，每丸重10克。
用法	每日早、晚各服1丸，淡盐开水送服。
功效	有乌发美发之功效。

痤疮

茯苓地榆方

组成	土茯苓30克，赤芍、蒲公英、茜草各10克，生地榆、黄柏、地肤子、金银花、板蓝根各15克。
做法	将上药以水煎煮，取药汁。
用法	每日1剂，分3次服用。
功效	清热解毒，活血祛湿。适用于痤疮患者。

大蒜白及煮鲤鱼

组成	鲤鱼1条，大蒜3头，白及15克。
做法	将鱼与大蒜、白及一同煮汤。
用法	吃鱼喝汤，每日1剂，连服数日。
功效	可解毒消肿。

紫黄汤

组成	白芷、薏苡仁、栀子、黄芩各10克，生地黄20克，蒲公英30克，连翘、金银花各15克，甘草6克。

做法	将以上各药入锅，加适量清水煎煮。
用法	每日1剂，分2次服食。
功效	清热燥湿，凉血解毒。适用于痤疮患者。

黄白煎

组成	生大黄（后下）、白芥子各10克，侧柏叶、石榴皮、丹参各15克，甘草5克，白花蛇舌草30克，焦山楂60克。
做法	将上药以水煎煮，取药汁。
用法	每日1剂，早、晚分服。
功效	通便泄热，消脂化痰。适用于痤疮患者。

山楂香蕉汤

组成	山楂片30克，香蕉2根，冰糖适量。
做法	香蕉剥皮切块；将山楂放入锅中，加水适量，用中火煮10分钟后，加入香蕉和冰糖，开后稍煮片刻即可。
用法	每日2次，连服数日。
功效	清热解毒。适用于丘疹型、结节型、聚合型痤疮并伴有显著脂溢患者。

带状疱疹

二黄五倍子芒硝方

组成	黄柏、生大黄各20克，五倍子、芒硝各10克，凡士林适量。
做法	把前四味共研细末，过筛，用凡士林配制成药物纯度为30%的软膏，备用。
用法	先用温开水洗净患处，再将药膏敷于患处，隔日敷药1次。
功效	清热燥湿，解毒止痒。适用于带状疱疹患者。

三黄归地青黛方

组成	黄连、黄柏、姜黄各9克，当归尾15克，生地黄30克，青黛1克，麻油360毫升，黄蜡120克（冬季80克）。
做法	把以上前五味用麻油炸枯，去渣后下黄蜡，溶化后过滤，用时取膏20克，加入青黛，拌匀，备用。
用法	涂敷于患处，外用消毒纱布覆盖，再用胶布固定，每日用药1次。
功效	清热解毒，消肿散瘀。适用于带状疱疹患者。

二黄柏树枝方

组成	雄黄、大黄各15克，柏树枝50克，冰片3克，麻油适量。
做法	将柏树枝烧灰，再与前两味共研细末，另将麻油烧沸，然后倒入药末，凉后加入冰片，搅成糊状，备用。
用法	均匀地敷于患处，外用消毒纱布覆盖，再用胶布固定，每日可涂药2次。
功效	清热解毒，消肿散瘀。适用于带状疱疹患者。

银花紫草茶

组成	金银花10克，紫草5克。
做法	金银花、紫草洗净，入茶杯用沸水冲泡。
用法	代茶频饮。可冲泡3~5次。
功效	可缓解带状疱疹症状。

温馨叮咛

当家中有人患带状疱疹时，患者的内衣、床单及被患者分泌物污染的用具，可用煮沸法或消毒液浸泡法进行消毒。

痱子

黄柏蛇床子方

组成	黄柏、蛇床子各30克，生石膏60克，麻油适量。
做法	取以上前三味共研细末，用麻油调成糊状。
用法	敷于患处，每日3次。
功效	清热，解毒，止痒。可缓解痱子症状。

冰黄酒

组成	生大黄6克，黄连5克，冰片4克，白酒150毫升。
做法	将前三味装入瓶中，加白酒浸泡。
用法	以棉签蘸药酒涂患部，每日3～5次。
功效	清热解毒，收敛止痒。

消痱汤

组成	金银花、大青叶各20克，芦根30克，蝉蜕、薄荷（后下）、甘草各6克，荆芥、桔梗、藿香、神曲各12克。
做法	上药加水，煎煮2次，将药液兑匀。

用法	每日1剂，分2次服用。
功效	适用于痱子。

绿豆桑叶方

组成	绿豆粉、飞滑石各40克，制炉甘石10克，薄荷脑6克，枯矾4克，霜桑叶200克。
做法	除霜桑叶外，其余药共研细末；将霜桑叶装入布袋，加水1 000毫升煎汤。
用法	用霜桑叶水洗澡，用药末擦患处。
功效	清凉消暑。适用于痱子患者。

苏叶防风重楼洗方

组成	紫苏叶、防风、荆芥、薄荷各10克，柴胡15克，板蓝根、菊花、桑叶各30克，重楼40克。
做法	将以上九味加水2 000毫升，煎煮30分钟，去渣备用。
用法	用药液温洗全身，每2～3小时洗浴1次。
功效	清热解毒。适用于痱子、小儿外感高热。

湿疹、荨麻疹

乌梢蛇汤

组成	乌梢蛇1条，猪油、盐、姜各少许。
做法	将乌梢蛇切片煮汤，加猪油、盐、姜少许调味即成。
用法	吃肉喝汤，每日1剂，分2次服食。
功效	祛风，除湿，解毒。

当归黄芪汤

组成	黄芪30克，艾叶、红枣、麻黄各10克，香附15克，当归、荆芥、黄芩、陈皮各20克，细辛3克，沙棘果、党参各25克。
做法	将上药以水煎煮，取药汁。
用法	每日服用3次，每次200毫升左右。
功效	养血，祛风，止痒。

竹节菜粥

组成	竹节菜50克（干品30克），粳米100克。
做法	竹节菜加水煎汤，去渣后入粳米，再加水煮成稀粥。

用法	每日早、晚分2次，温热顿服。
功效	清热，利湿，除风。

疏风凉血汤

组成	水牛角、生石膏、生地黄炭、玄参、麦冬、白僵蚕、连翘各15克，牡丹皮30克，知母12克，大黄、龟板各6克，麻黄根、防风、薄荷各9克，刺蒺藜20克。
做法	将上药以水煎，取汁200毫升。
用法	每日1剂，分早、晚2次服用。5日为1个疗程。
功效	清热疏风，凉血清营。

冬瓜莲子羹

组成	冬瓜300克（去皮、瓤），莲子200克（去皮、芯），白糖适量。
做法	先将莲子泡软，与冬瓜同煮成羹，待熟后加白糖调味。
用法	每日1剂，连服1周。
功效	对湿疹有辅助治疗作用。

脂溢性皮炎

白鲜皮生地酒

组成	白鲜皮15克，鲜生地黄30克，白酒150毫升。
做法	将前两味浸泡白酒5日后去渣取汁，备用。
用法	涂擦头部。
功效	可缓解脂溢性皮炎症状。

清脾除湿饮

组成	赤茯苓、白术、苍术、黄芩、玄明粉、麦冬、栀子、泽泻、枳壳各9克，生地黄30克，生甘草6克，连翘15克，茵陈12克，灯心草、竹叶各3克。
做法	将上药以水煎煮，取药汁。
用法	每日1剂，分2～3次服用。
功效	清热解毒。适用于脂溢性皮炎。

大黄细辛酊剂

组成	生大黄60克，细辛、山柰各14克，川椒7克，冰片2克，90%的乙醇（酒精）1 350毫升。

做法	前四味研粗末，用酒精600毫升浸泡1个月，过滤，药渣再加酒精750毫升，浸泡半个月后过滤，合并2次滤液，加入冰片，装瓶备用。
用法	用时以温水洗净患部油污，干后蘸上药液外搽，每日3次。
功效	活血祛风止痒。适用于脂溢性皮炎。

降湿胃苓汤

组成	苍术、厚朴、陈皮各6克，泽泻、防风、白术、栀子、柴胡、山楂各10克，黄芩、野菊花各12克，生甘草3克。
做法	将上药水煎煮，取汁。
用法	每日1剂，分2次服用。
功效	清热除湿，理气利水。适用于湿热蕴阻型脂溢性皮炎。

温馨叮咛

脂溢性皮炎患者在日常生活中应控制糖类、脂肪类和刺激性食物的摄入，保持良好的生活习惯，避免搔抓患处。

白癜风

苍耳膏	
组成	鲜苍耳草适量。
做法	苍耳草煎煮取汁，低温蒸发，浓缩成膏状即可。
用法	每日2次，每次6～15克。
功效	对白癜风有较好的疗效。

通窍活血汤	
组成	当归尾15克，川芎、赤芍各12克，桃仁、红花、苍耳子、地龙、白僵蚕、枳壳各10克，生姜9克，老葱（切碎）3根，麝香0.3克，蜈蚣1条。
做法	将葱洗净切碎，将蜈蚣研成末，然后将所有药放入砂锅中加水共煎煮，取药汁即可。
用法	每日1剂，分2～3次服用。
功效	活血化瘀，通络消斑。适用于经络阻滞型白癜风。
注意	孕妇禁用此方。

第7章

心脑血管疾病小偏方

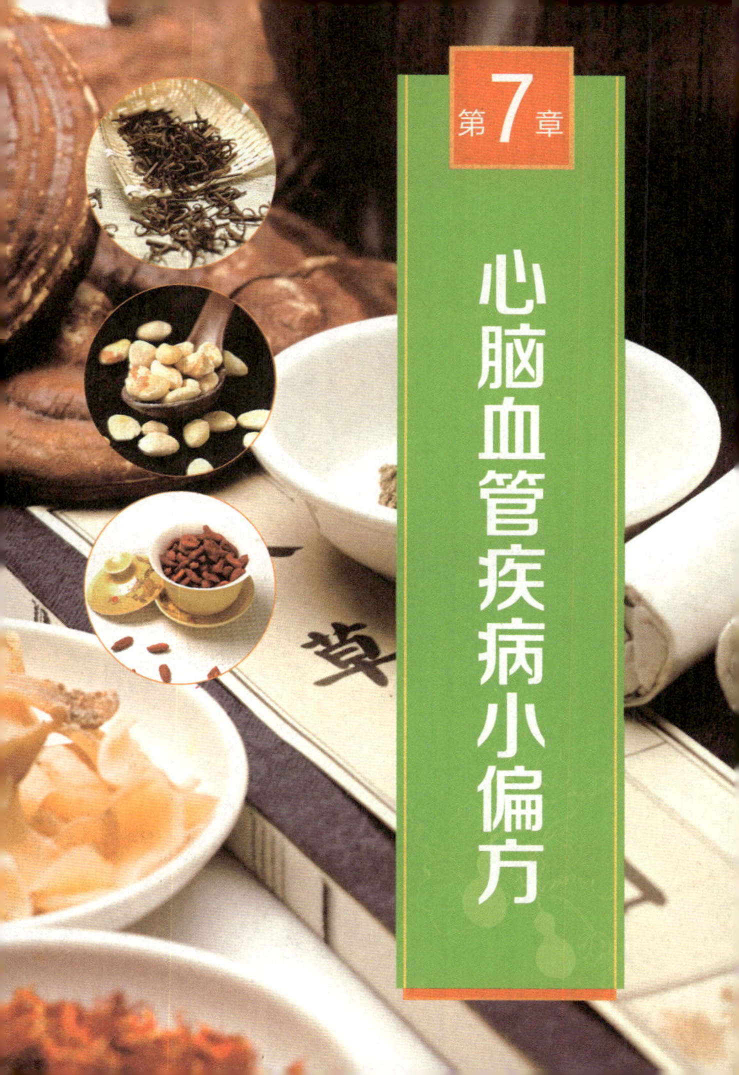

高血压

七子汤

组成	决明子24克，女贞子15克，金樱子9克，枸杞子、菟丝子、沙苑子、桑椹子各12～15克。
做法	将上药以水煎煮，取药汁。
用法	每日1剂，分2次服用。
功效	滋补肝肾，降压息风。适用于头晕、头痛、潮红、五心烦热的患者。

羌活胜湿汤

组成	羌活、独活各9克，防风、川芎、藁本、蔓荆子各6克，炙甘草3克。
做法	将上药以水煎煮，取药汁。
用法	每日1剂，分2～3次服用。
功效	祛风胜湿。适用于原发性高血压病患者。

七物降下汤

组成	当归、芍药、川芎、地黄各4克，黄柏2克，黄芪、钩藤各3克。

做法	将上药以水煎煮，取药汁。
用法	每日1剂，分3次服用。
功效	有一定的降压作用。

十一味温胆汤

组成	法半夏、陈皮、石菖蒲各9克，茯苓15克，甘草、枳实、黄连、炙远志各6克，竹茹12克，夜交藤、珍珠母各30克。
做法	将上药以水煎煮，取药汁。
用法	每日1剂，分2次服用。
功效	理气化痰，清胆和胃。适用于原发性高血压，症见眩晕耳鸣、耳聋、盗汗、遗精、舌红少苔、脉细数的患者。

温馨叮咛

一项最新研究发现，虽然短距离散步和长距离散步在某种程度上都能降低血压，但是两者相比，短距离散步后的降压效果能持续11小时，而长距离散步的降压效果只持续了7小时。研究者建议，高血压患者每天宜进行4次短距离散步。

低血压

西洋参麦冬方

组成	西洋参（切片）、五味子各6克，茯苓片12克，麦冬15克，生姜3片，猪瘦肉块100～150克，盐、味精各适量。
做法	先将药物放入砂锅内，加冷水浸泡20分钟后，大火煮沸。加入猪瘦肉块，小火炖煮25～30分钟，加盐和味精即可。
用法	每日1剂，分2次，喝汤食肉。
功效	对低血压有较好的改善作用。

当归生姜炖羊肉

组成	当归、生姜各75克，羊瘦肉1 000克，大料、桂皮各少许。
做法	将上述各物加水适量，先用大火煮沸，再用小火焖至肉烂熟，最后去药渣即可。
用法	食肉喝汤，每次适量，每日2次。
功效	可逐步缓解低血压症状。
注意	羊肉可以切成块，以便其快速熟透。

人参粳米粥

组成	人参3克（或党参15克），粳米100克。
做法	人参研为细末，与洗净的粳米共置砂锅内煮粥服食。
用法	每日1剂，分2～3次服食。
功效	大补元气，益血生津。

当归川芎鸡

组成	鸡肉250克，当归30克，川芎5克。
做法	将上三味一起放入蒸锅中蒸熟即可。
用法	每日1剂，连服3日。
功效	补益气血。可缓解低血压症状。

生姜红糖茶

组成	生姜5克，红糖50克。
做法	将生姜用清水洗干净，放入杯中捣烂，然后与红糖拌匀即可。
用法	每日1剂，用开水冲泡，代茶饮用。
功效	可提升血压，对低血压患者有疗效。

〔冠心病〕

细辛散

组成	细辛（去苗叶）、熟干地黄（焙）、炙甘草（锉）、桂枝（去粗皮）、白术（锉）、干姜（炮）、瓜蒌实（去皮）各60克，赤茯苓（去黑皮）125克，枳实（麸炒）25克。
做法	将上药共研细末。
用法	每服4克，温酒调下，空腹服，中午和晚上睡前各1次。
功效	助阳散寒，化痰行气。适用于阳虚寒凝、痰停气阻之冠心病、心绞痛的辅助治疗。

当归汤

组成	当归、吴茱萸、桂心、人参（另煎）、甘草、芍药、大黄各100克，茯苓、枳实各50克，干姜150克。
做法	上药以水8 000毫升煎煮，煮取2 500毫升。
用法	每日1剂，分4次服用。
功效	适用于冠心病寒凝血瘀证。

茱萸汤

组成	吴茱萸（汤浸，焙干，炒）、桂枝（去粗皮）、厚朴（去粗皮，生姜汁炙）、白术、芍药（炒）、陈皮（汤洗，去白，焙）各20克，五味子1.2克。
做法	将上药共研细末。
用法	每服10克，加水约300毫升，红枣2枚，生姜3片，同煎至250毫升，去渣，中午空腹温服。
功效	助阳散寒，行气止痛。适用于寒凝气滞之冠心病、心绞痛的治疗。

三七炖金钱龟汤

组成	净金钱龟1只（约250克），鸡肉100克，三七3克，生姜4片。
做法	鸡肉洗净切块，再将金钱龟、鸡肉、三七、姜片同时放进小盆内，加清水适量，加盖密封，炖2小时，汤成调味。
用法	每日1剂，分2次服用。
功效	补养心脾，活血安神。

高脂血症

蟹肉烧茄子

组成	紫茄子500克，河蟹肉150克，料酒、盐、味精、白糖、胡椒粉、葱、姜、蒜蓉、植物油、鸡汤各适量。
做法	茄子洗净切成6厘米的长条，下油锅炸熟后捞出。锅中放植物油，将葱、蒜蓉、姜、蟹肉下锅煸炒，烹入料酒，投入茄子块，加入鸡汤、白糖、盐、味精、胡椒粉焖烧片刻。后用水淀粉勾芡，装盘即成。
用法	佐餐食用。
功效	可缓解高脂血症症状。本方中的茄子性味甘寒，具有散血止痛、祛瘀、利尿、消肿、宽肠之功效，是心血管患者的佳蔬。

山楂陈皮龙井茶

组成	龙井茶、山楂各10克，陈皮5克。
做法	将上三味用200毫升矿泉水（冷）浸泡4小时以上，随时饮用。

用法	每日1剂，代茶随意饮用。高血压患者用开水冲泡，饮用时加少许蜜糖。
功效	可缓解高脂血症症状。

大藕点心

组成	藕节4节，绿豆200克，胡萝卜125克。
做法	胡萝卜洗净，切碎捣成泥；用适量白糖将绿豆和胡萝卜泥调匀。藕洗净，用刀切开靠近藕节的一端，将和匀的绿豆萝卜泥塞入藕洞内，塞满为止，煮熟即成。
用法	可当点心，随意取食。
功效	对高脂血症有辅助治疗作用。

乌龙茶

组成	乌龙茶3克，冬瓜皮、槐角各18克，何首乌30克，山楂肉15克。
做法	将槐角、何首乌、冬瓜皮、山楂肉加清水共煎汤，冲乌龙茶。
用法	每日1剂，代茶饮，不拘次数。
功效	可利尿降脂。

脑卒中

荆芥叶粟米煮粥

组成	荆芥叶、桑寄生各20克，粟米100克，白糖适量。
做法	将荆芥叶、桑寄生分别加1 500毫升水，各煎煮约20分钟，去渣，将药汁与淘洗干净的粟米一同入锅煮粥，至粥汁黏稠为度，食用时加白糖。
用法	每日1剂，早晚餐温热食用。
功效	可用于脑卒中后遗症。

鹿杞粥

组成	鹿角胶、枸杞子各20克，粳米60克。
做法	将粳米、枸杞子分别洗净，入锅，加水，煮粳米和枸杞子为粥后，再加入鹿角胶，使其溶化，再煮2～3沸即可。
用法	每日1剂，1次服完，以粥代食。可加白糖调味，半个月为1个疗程。
功效	补肝肾，益精血。适用于肾虚络阻型脑卒中。

黄芪赤芍红花汤

组成	黄芪30克，当归、赤芍、桃仁各10克，川芎、红花各6克。
做法	将上药以水煎煮，取药汁。
用法	每日1剂，分早、晚2次服用。
功效	通经活络。用于脑卒中后遗症患者。

臭牡丹花生壳汤

组成	臭牡丹30克，生花生壳20克，干菊花12克，萝卜汁8毫升，蜂蜜适量。
做法	以上前三味加水煎汤，去渣取汁，调入萝卜汁和适量蜂蜜拌匀即可。
用法	每日1剂，分3次服用。
功效	健脾强心。可预防脑卒中等症。

温馨叮咛

现代科学研究表明，山楂中所含的成分能够降低胆固醇、血压，是预防脑卒中的良药。故中老年人可以经常适量食用。另外，保证饮食中钠、钾、镁、钙等元素的平衡，也可预防脑卒中的发生。

风湿性心脏病

附子桂枝皮汤

组成	炙附子、桂枝各7.5克，白术、茯苓、生黄芪、五加皮各25克，白芍、生姜各15克，细辛5克，五味子、甘草各10克。
做法	上药加水浸泡30分钟，水煎煮。首煎沸后小火煎30分钟，二煎沸后小火煎20分钟，两煎混合。
用法	分2次服，早、晚餐后1小时左右服用。
功效	对风湿性心脏病有较好疗效。

黄芪汉防己方

组成	汉防己15克，玉竹、白术各9克，黄芪18克，白茯苓30～45克。
做法	上药混合置砂锅内，加适量水，煎至100毫升，过滤取液，余渣再加水，煎至80毫升，过滤取液，与头煎混合，共留取180毫升。
用法	每日1剂，分3次服用。
功效	对风湿性心脏病有辅助治疗作用。

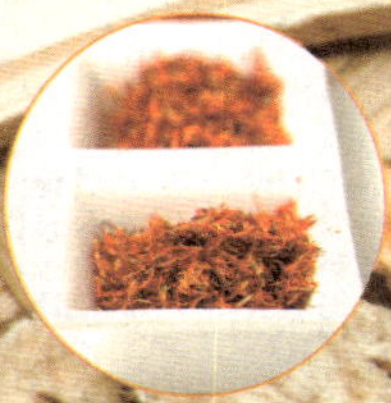

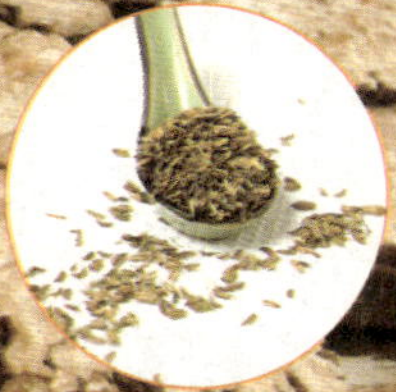

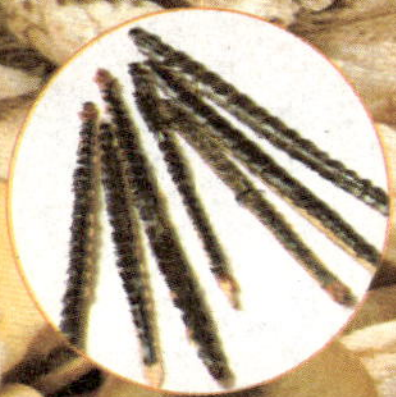

第8章 男科、妇科疾病小偏方

【早泄】

珍珠母补益方

组成	珍珠母（先煎）60克，龙骨（打碎、先煎）30克，酸枣仁9克，五味子6克，女贞子、熟地黄各15克，白芍12克。
做法	将上药以水煎煮，取药汁。
用法	每日1剂，分2次服用。
功效	可益肾固精。

生地知母汤

组成	生地黄、知母、山茱萸、黄柏、泽泻、牡丹皮各10克，山药、金樱子各15克，龙骨（先煎）、牡蛎壳（先煎）各30克。
做法	将上药以水煎煮，取药汁。
用法	每日1剂，分2次服用。
功效	滋阴降火。适用于阴虚阳亢型早泄，症见早泄滑精、腰膝酸软、头晕耳鸣、五心燥热、潮热盗汗、虚烦不眠、小便色黄、舌红少津、脉细数。

安神汤

组成	人参（单煎）、甘草、莲须各3克，麦冬、远志、芡实各6克，石莲肉12克。
做法	将上药以水煎煮，取药汁。
用法	每日1剂，分2次服用。
功效	养心安神。适用于早泄患者。

化瘀赞育汤

组成	柴胡、红花、桃仁、赤芍、川芎、当归各9克，熟地黄30克，紫石英20克，枳壳、桔梗、牛膝各5克。
做法	将上药以水煎煮，取药汁。
用法	每日1剂，分2次服用。
功效	疏肝益肾，活血化瘀。

温馨叮咛

对中老年男性朋友来说，每晚临睡前，先用凉水坐浴10分钟，再以温水坐浴15分钟左右，每日1次。如果能坚持此法，则对老年男性性功能衰退者出现的早泄、性欲减退有一定的缓解作用。

阳痿

杞叶羊肾汤

组成	枸杞子鲜叶250克，羊肾1对，生姜3片，食醋、葱白各适量。
做法	羊肾剖开去筋膜洗净切片，再与其他四味一起煮汤服用。
用法	每日1剂，佐餐食用。
功效	补肾、益精。对腰酸阳痿有一定疗效。

人参肉苁蓉丸

组成	人参、仙灵脾、肉苁蓉、枸杞子各30克。
做法	将上药研为细末，炼蜜为丸，每粒2克。
用法	每日2～3次，每次服1粒。
功效	补肾壮阳，补阴益精。

鸡睾丸

组成	鸡睾丸（以红鸡冠大公鸡为宜）适量，白酒、醋、蒜泥各适量。
做法	将鸡睾丸浸入白酒中3小时左右，取出烤黄。

用法	食用时可蘸酒、醋和蒜泥，隔日服1次，睡前服，每次1对。
功效	对阳痿有一定疗效。

核桃仁粥

组成	炸核桃仁80克，生核桃仁45克，粳米60克，牛奶200毫升，白糖12克。
做法	将粳米和生核桃仁、炸核桃仁、牛奶、水拌匀磨细。锅内加水烧沸，加入白糖，再烧沸，倒入前药，待熟后，装入碗内即成。
用法	每日1剂，分3次饮用。
功效	补脾健肾。

参芪白术汤

组成	党参、黄芪各15克，白术、酸枣仁、麦冬各12克，桂圆肉10克，远志5克，五味子3克，当归、炙甘草各6克。
做法	将上药以水煎煮，取药汁。
用法	每日1剂，分2次服用。
功效	适用于心脾两虚型阳痿。

前列腺炎

加味黄芪甘草汤

组成	生黄芪30～90克，生甘草10～30克，苦参10克，蒲公英30克，泽兰15克，丹参20克。
做法	将上药以水煎煮，取药汁。
用法	每日1剂，分2次服用。
功效	补中益气，清热祛湿，活血化瘀。

劳淋汤

组成	生山药30克，生芡实90克，知母、阿胶（烊化）、生白芍各9克。
做法	将上药以水煎煮，取药汁。
用法	每日1剂，分2次服用。
功效	滋肾清热。适用于阴虚火旺型前列腺炎。

化阴煎

组成	生地黄、熟地黄、牛膝、猪苓、泽泻、黄柏、知母各6克，绿豆9克，龙胆草4.5克，车前子（包煎）3克。

做法	将上药以水煎煮，取药汁。
用法	每日1剂，分2次服用。
功效	滋阴清热，利水通淋。适用于阴虚火旺型前列腺炎。

复方地虎汤

组成	地龙、虎杖、莱菔子、穿山甲（人工饲养）各20克，木通、车前子各15克，黄芪30克，甘草10克。
做法	以水煎煮，取药汁。
用法	每日1剂，分2次服用。
功效	清热利湿，化浊通淋。

绿豆车前子方

组成	绿豆50克，车前子15克。
做法	将上药用细纱布包好，放锅中加5倍的水烧开，然后改用小火煮到豆烂，再将车前子去掉。
用法	将豆吃下，1次吃完，早、晚各吃1次。
功效	可有效缓解慢性前列腺炎症状。

睾丸炎

桃仁川芎橘核粉

组成	桃仁150克，川芎、橘核各100克，蜂蜜适量。
做法	先将桃仁、川芎、橘核分别洗净，晒干或烘干，共研成细粉末，装瓶。
用法	每日2次，每次10克，蜂蜜水冲服，亦可用温开水送服。
功效	理气活血，化瘀散结。适用于气滞血瘀型睾丸炎。

解毒散结汤

组成	白花蛇舌草30克，大黄10克，附子5克，青皮、橘核、赤芍、柴胡、黄芩各12克。
做法	将上药以水煎煮，取药汁。
用法	每日1剂，分2次服用。
功效	清热解毒，行气活血，散结止痛。适用于急性睾丸炎属热毒蕴结、气滞血瘀型。

加味四苓汤

组成	川楝子、木通、橘核、槟榔、小茴香、白术、猪苓各12克，茯苓、泽泻各15克。
做法	将上药以水煎煮，取药汁。
用法	每日1剂，分2次服用。
功效	消肿散结，清热利湿。

橘核汁

组成	橘核、荔核各15克，山楂18克，香附、木通各12克，桃仁、小茴香、川楝子各10克，甘草6克。
做法	将上药以水煎煮，取药汁。
用法	每日1剂，分2次服用。
功效	适用于寒湿客于厥阴所致的睾丸炎。

温馨叮咛

中老年男性要注重用按摩手法保养自己的睾丸，这也是解决男性性功能障碍的重要手段。如果在按摩时有异样疼痛感，则可能为睾丸炎或附睾炎，应及时到医院检查。

乳腺炎

漏通酒

组成	漏芦、木通、川贝母各10克，甘草6克，料酒250毫升。
做法	上药用料酒和水，煎至量减半即可。
用法	适量饮用。
功效	通络散结。适用于乳痈初起。

桃树皮煮鸡蛋

组成	桃树皮30克，鸡蛋1枚，白糖25克。
做法	将桃树皮洗净放入锅内，加水适量，煎煮25分钟，去渣，打入鸡蛋，煮熟，放入白糖即成。
用法	每天饭前吃鸡蛋，连服3日。
功效	清热解毒，消痈散结。适用于乳腺炎患者。

消化汤

组成	金银花60克，紫背天葵15克，天花粉、生甘草各9克，当归30克，通草3克。

做法	将上药以水煎煮，取药汁。
用法	每日1剂，分2次服用。
功效	清热解毒，活血消痈。

豆腐大飞扬草汤

组成	豆腐200克，大飞扬草15克（鲜品30克），盐适量。
做法	将豆腐切块，加水适量，加大飞扬草煮汤，加盐调味即可。
用法	喝汤吃豆腐，每日1剂，分2次服食。
功效	清热解毒，通乳止痛。适用于产妇排乳不畅、乳房胀痛、急性化脓性乳腺炎早期等。

蒲公英粥

组成	蒲公英60克，金银花30克，粳米50克。
做法	先煎蒲公英、金银花，去渣取汁，再入粳米煮成粥。
用法	任意服食。
功效	对乳腺炎有效。

乳腺小叶增生

加味瓜蒌汤

组成	当归12克，瓜蒌30克，乳香、没药、甘草各3克，橘核、荔核各15克。
做法	将上药以水煎煮，取药汁。
用法	每日1剂，分2次服用。
功效	疏肝理气，活血化瘀，软坚散结。适用于气血不足、肝气郁结、经脉瘀阻引起的乳腺小叶增生。

青皮山楂粥

组成	青皮10克，生山楂30克，粳米100克。
做法	将青皮、生山楂分别洗净，切碎后一起放入砂锅，加适量水，浓煎40分钟。再用洁净纱布过滤，取汁待用。将粳米淘洗干净，放入砂锅，加适量水，用小火煨煮成稠粥，粥将成时，加入青皮、山楂浓煎汁，拌匀，继续煨煮至沸即成。
用法	每日1剂，分早、晚2次服食。

功效	疏肝理气，解郁散结。适用于乳腺小叶增生，证属肝郁气滞者。

乳块消汤

组成	瓜蒌、生牡蛎壳（先煎）、夏枯草、昆布、海藻、丹参各15克，柴胡、天冬、三棱、莪术、橘叶、橘核、半夏各9克。
做法	将上药以水煎煮，取药汁。
用法	每日1剂，分2次服用。
功效	疏肝解郁，活血祛瘀，化痰散结。适用于肝郁气滞，兼血瘀痰凝型乳腺小叶增生。

玫瑰豆花茶

组成	玫瑰花6克，蚕豆花10克。
做法	将玫瑰花、蚕豆花分别洗净，沥干水分，一同放入茶杯中，加开水冲泡，盖上茶杯盖。
用法	代茶饮。
功效	适用于乳腺小叶增生。

阴道炎

芦荟丸	
组成	胡黄连、黄连、芦荟、木香、芜荑（炒）、青皮、白雷丸、鹤虱草各30克，麝香10克。
做法	将以上各药研为末，蒸饼糊，做成如麻子大小的丸。
用法	每服3克，白汤送服。
功效	清热化湿，杀虫解毒。适用于阴道炎。

化痒汤	
组成	炒栀子、天花粉、柴胡各9克，白芍12克，甘草6克。
做法	将上药以水煎煮，取药汁。
用法	每日1剂，分2次服用。
功效	清热解郁，散火止痒。

五物外用方	
组成	龙胆草、雄黄、苦参、蛇床子、明矾各12克。

做法	将上药共入砂锅，加水1 500毫升，煎至1 000毫升，去渣，将药液倒入盆中。
用法	患者坐于其上，先熏后浸，每次半小时，每日1次，一般3～6次即可痊愈。
功效	利湿杀虫止痒。

地黄龙胆汤

组成	生地黄12克，龙胆草、栀子、黄芩、柴胡、木通、泽泻、黄柏、黄菊花各9克，甘草3克。
做法	将上药以水煎煮，取药汁。
用法	每日1剂，分2次服用。
功效	利湿杀虫。对滴虫性阴道炎有一定疗效。

柴胡茯苓石膏汤

组成	柴胡、黄芩、前胡、茯苓、桑白皮各6克，石膏（先煎）15克，荆芥4.5克，升麻、甘草各3克。
做法	将上药以水煎煮，取药汁。
用法	每日1剂，分2次服用。
功效	适用于湿热下注型阴道炎。

外阴瘙痒

萆薢薏苡仁汤

组成	萆薢、薏苡仁各12克，黄柏、赤茯苓、牡丹皮、泽泻、通草各9克，滑石、白鲜皮各15克，知母、制苍术各10克。
做法	将上药以水煎煮，取药汁。
用法	每日1剂，分2次服用。
功效	清热除湿止痒。对外阴瘙痒有一定疗效。

龙胆泻肝汤

组成	龙胆草10克，泽泻12克，栀子、木通、车前子、生地黄各9克，当归3克，黄芩、柴胡、生甘草各6克。
做法	水煎2次，取汁200毫升。
用法	每日1剂，每次服100毫升，分2次服用。
功效	降火清热。适用于外阴瘙痒。

莲子煮蚌肉

组成	莲子、薏苡仁各60克，蚌肉120克。

做法	莲子先去皮、芯，与薏苡仁共洗净；蚌肉切薄片，共置锅内，加水750毫升，小火煮1小时，即可服用。
用法	每日1剂，分2次服食。
功效	适用于外阴瘙痒。

白芷萆薢甘草汤

组成	白芷、川萆薢各30克，生甘草9克。
做法	将上药以水煎煮，取药汁。
用法	倒入盆内，趁热坐于盆内，令水浸至小腹部，用手揉按小腹至外阴部。每次30分钟，每日2次。
功效	清热燥湿，止痒杀虫。

知柏地黄汤

组成	山药、山茱萸各12克，黄柏、知母各60克，茯苓、牡丹皮、泽泻各9克，熟地黄24克。
做法	水煎2次，取汁200毫升。
用法	每日1剂，分2次服用，每次服100毫升。
功效	适用于肝肾阴虚引起的外阴瘙痒症。

宫颈炎

党参白术汤

组成	党参、白术、茯苓、薏苡仁、补骨脂、墨鱼骨各15克，巴戟天、芡实各10克，炙甘草6克。
做法	将上药以水煎煮，取药汁。
用法	每日1剂，分2次服用。
功效	健脾益肾，化湿止带。适用于脾肾两虚型宫颈炎。

猪苓土茯苓汤

组成	猪苓、土茯苓、赤芍、牡丹皮、败酱草各15克，栀子、泽泻、车前子（包煎）、川牛膝各10克，生甘草6克。
做法	将上药以水煎煮，取药汁。
用法	每日1剂，分2次服用。
功效	清热利湿止带。

蚌肉炖鸡冠花

组成	蚌肉45克，白鸡冠花15克。

做法	将蚌肉切片；白鸡冠花洗净。将原料一起放在陶瓷罐中，隔水用小火炖至蚌肉熟烂即可。
用法	每日1次，连服7~10次。
功效	适用于湿毒内侵型宫颈炎患者。

鲫鱼薏苡仁汤

组成	鲫鱼1条，薏苡仁30克，生姜16克。
做法	将鲫鱼、生姜洗净。薏苡仁炒黄、洗净，与鱼、姜一起入锅，加适量清水，大火煮沸后用小火煨约2小时，调味即可。
用法	佐餐食用。
功效	健脾利水，祛湿止带。

温补肾阳方

组成	熟地黄、鹿角胶、菟丝子、制附子、补骨脂、黄芪、杜仲各10克，肉桂6克。
做法	将上药以水煎煮，取药汁。
用法	每日1剂，分2次服用。
功效	适用于肾虚型宫颈炎患者。

带下

完带汤加味	
组成	土炒白术、山药、党参各15克，苍术、白芷各10克，车前子、白芍、艾叶各12克，荆芥炭、炙甘草各5克。
做法	将上药以水煎煮，取药汁。
用法	每日1剂，分2次服用。
功效	适用于寒湿型带下、白带稀如水、体质较差者。

加减八物汤	
组成	当归、川芎、白术、酒炒白芍、生地黄、人参（单煎）、茯苓、山药、酒炒杜仲、炒香附各6克，甘草3克，乌梅1枚，生姜3片，红枣1枚。
做法	水煎。
用法	每日1剂，分2次服用。
功效	补气养血，益肾健脾。适用于肝肾不足、气血两虚型带下患者。

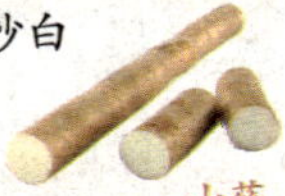
山药

甘草荞麦丸

组成	荞麦粉500克，鸡蛋（取蛋清）10枚，甘草60克。
做法	先将荞麦粉炒黄；甘草研成细末，和匀，再用蛋清调匀，加适量温开水，做成丸剂。
用法	每日早、晚用开水送服，每次30克。
功效	适用于脾虚带下及湿热带下患者。

柴活煎

组成	羌活、黄芪、苍术各6克，升麻、防风、独活各4.5克，当归9克，藁本、甘草、柴胡各3克。
做法	将上药以水煎煮，取药汁。
用法	每日1剂，分2次服用。
功效	可疏风祛湿。

温馨叮咛

中老年女性带下臭秽或夹血丝者，应怀疑子宫发生癌变的可能，很有必要做阴道分泌物涂片、细菌培养、B超、CT等检查，以明确诊断。

子宫脱垂

黄芪白术粥

组成	黄芪30克，白术、柴胡各15克，粳米100克。
做法	将前三味水煎取汁，与粳米一起熬粥即成。
用法	每日1剂，分2次服。
功效	补中益气，升阳举陷。适用于气虚型子宫脱垂患者。

莲子煮猪肚

组成	莲子250克，猪肚1具，料酒、酱油各适量。
做法	将莲子洗净、冷水浸泡半小时。猪肚洗净，剖一道口，将莲子塞入肚腔内，再用线将猪肚封口。把猪肚放入砂锅内，加清水用大火烧开，加黄酒2小匙，再改用小火慢炖，直至猪肚酥烂，将猪肚切开，拆线，取出莲子，烘干，磨成粉。

用法	每日3次，每次1匙；猪肚蘸酱油佐餐食用。
功效	对女性子宫轻度下垂和气虚者有效。

龙胆泻肝汤

组成	龙胆草、柴胡、生甘草各6克，木通、车前子、生地黄、栀子、黄芩各9克，泽泻12克，当归3克。
做法	将上药以水煎煮，取药汁。
用法	每日1剂，分2次服用。
功效	适用于湿热型子宫脱垂症患者。

生芪党参煎

组成	生黄芪30克，党参15克，白术、枳壳各12克，益母草24克，升麻、地骨皮、石榴皮各4.5克。
做法	将上药以水煎煮，取药汁。
用法	每日1剂，分2次服用。连服10剂，停药1日再服，如此服60剂。
功效	对子宫脱垂有疗效。

茯苓山药蒸鳗鱼

组成	茯苓、山药各20克，鳗鱼1条（约750克），姜10克，葱15克，料酒15毫升，盐5克，味精、胡椒粉各3克。
做法	将茯苓、山药洗净，茯苓切成2厘米宽、3厘米长的块；山药切成薄片；鳗鱼宰杀后，去鳃、肠杂，洗净；姜切片；葱切段。用盐、味精、姜片、胡椒粉、葱段、料酒将鳗鱼腌渍30分钟，然后将鳗鱼放入蒸盘内，将鳗鱼蜷成圆，腹部向上，头在中央，然后在鳗鱼身上放上茯苓块、山药片，置蒸笼内，大火蒸13分钟即成。
用法	佐餐食用。
功效	健脾，固肾，除湿，美容。适用于湿热型更年期综合征患者食用。

第9章

改善亚健康小偏方

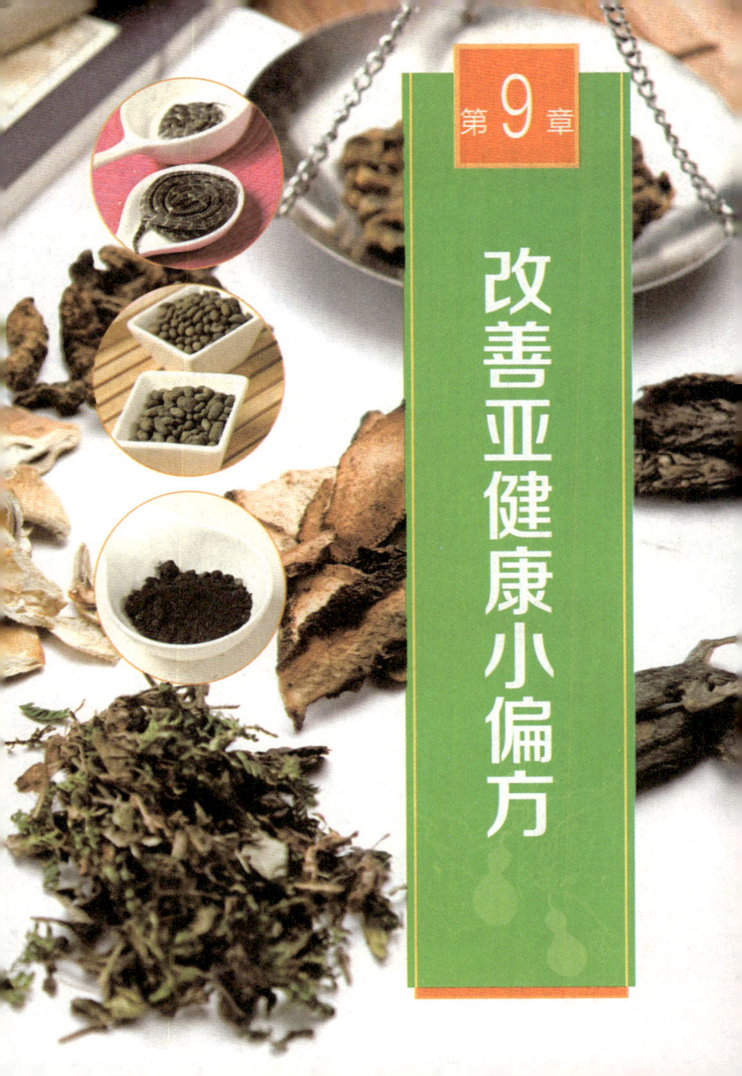

〔健忘〕

川芎天麻炖猪脑汤

组成	川芎、天麻各30克，猪脑2具，红枣5枚，生姜2片，盐少许。
做法	将猪脑清洗干净；川芎、天麻、红枣洗净；生姜切片。将猪脑放开水中汆烫一下捞出备用。将这些材料全部放入炖盅，加开水适量，炖4小时，加少许盐调味即可。
用法	每日1剂，分2次服用。
功效	可预防和改善健忘，提高记忆力。

枸杞子核桃粥

组成	粳米100克，枸杞子20克，核桃仁20克，白糖5克。
做法	枸杞子去杂质，用温水泡软，核桃仁和粳米洗净。将粳米放入锅内，加入约1 000毫升冷水，置大火上煮沸，放入枸杞子、核桃仁，再用小火煮45分钟，加入白糖调味即可。
用法	每日1剂，分2～3次服食。

功效	提神清脑。可有效改善健忘症状。

人参鸡菇汤

组成	母鸡1只，人参15克，金针菇25克，料酒、盐各少许。
做法	将母鸡去毛、内脏，洗净，人参洗净装入鸡腹内，金针菇清洗干净。将这几样材料一同放入大砂锅内，加水、料酒及盐，用大火煮沸，改小火煨至鸡肉酥烂即可。
用法	吃肉喝汤。每日1剂，分2～3次服食。
功效	可提高记忆力和注意力。

茯神红枣粥

组成	红枣5枚，粟米50克，茯神10克。
做法	先煎煮茯神，滤取汁液，以茯神液与红枣、粟米同煮为粥。
用法	每日1剂，分早、晚2次服用。
功效	健脾养心，安神益志。

头痛

山药鹌鹑蛋汤

组成	鹌鹑蛋5枚，胡萝卜30克，荷叶20克，山药15克，红枣10枚，菊花5克，红糖适量。
做法	加水共煮至蛋熟。
用法	吃蛋喝汤，连服6剂。
功效	适用于血虚型头痛。

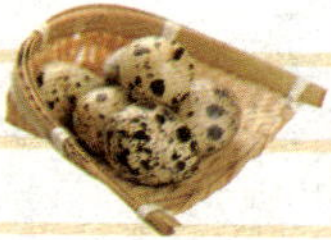
鹌鹑蛋

豆豉葱酒

组成	葱30克，淡豆豉15克，黄酒50毫升。
做法	将淡豆豉放入锅内加水1碗，煎煮15分钟，再把葱切段放入，继续煮15分钟，最后把酒冲入，立即起锅即成。
用法	趁热服下，出微汗即停服。
功效	解表散寒。适用于风寒头痛。

炖羊脑

组成	羊脑1具，山药、枸杞子、料酒、鸡精、姜片、清汤、盐、胡椒粉各适量。

做法	羊脑处理干净，放入炖盅中，加入山药、枸杞子、料酒、鸡精、姜片、清汤，小火炖约30分钟，熄火，弃掉姜片，撒上胡椒粉、盐。
用法	吃肉喝汤，每日1次即可。
功效	适用于风寒头痛经久不愈者。

芦根决明茶

组成	决明子、芦根各30克。
做法	将上药一起用水煎煮。
用法	代茶饮。
功效	适用于肝阳上亢型头痛者。

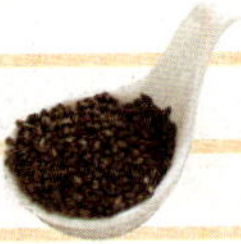
决明子

天麻炖猪脑

组成	天麻10克，猪脑1具，盐少许。
组成	将猪脑洗净，去筋膜与天麻一起放入砂锅，加水小火炖煮2小时，加盐调味即成。
用法	喝汤吃脑。
功效	可有效止头痛。

失眠

益气镇静方

组成	茯苓15克，茯神、石菖蒲各12克，远志、人参各10克，龙齿6克。
做法	将上药以水煎煮，取药汁。
用法	每日1剂，分早、晚2次服用。
功效	益气镇惊，安神定志。适用于心胆气虚所致的失眠。

归脾汤

组成	太子参、白术、茯苓、酸枣仁各15克，黄芪、当归、远志各12克，生龙骨、生牡蛎壳各30克，枳壳9克，生大黄、甘草各3克。
做法	将上药加水煎煮，取药汁。
用法	每日1剂，分2次服用。
功效	本方对于入睡困难、多梦易醒、醒后不能再次入睡，以及伴有心悸健忘、面色萎黄、神疲食少、头晕、肢体困乏、腹胀、大便不爽、舌淡苔薄白等症状的失眠症有一定疗效。

补脾安神方

组成	党参、桂圆肉各12克，黄芪15克，白术、茯神、当归各9克，炒酸枣仁10克，木香8克，甘草、远志各6克，生姜3片，红枣5枚。
做法	将上药用水煎煮，取药汁。
用法	每日1剂，分早、晚2次服用。
功效	养血安神。适用于心脾血虚所致的失眠、入睡困难等症。

党枣方

组成	党参、桂圆、黄芪、白术、茯神、当归各9克，炒酸枣仁10克，木香8克，甘草、远志各6克，生姜3片，红枣5枚。
做法	将上药以水煎煮，取药汁。
用法	每日1剂，分早、晚2次服用。
功效	补脾安神。

温馨叮咛

用手掌快速搓擦左脚心200次，使足掌产生温热感，再搓右脚底，接着搓脚背。此法可帮助入睡。

口臭

五香丸	
组成	肉豆蔻、丁香、藿香、薰陆香、青木香、白芷、莲心各50克，香附子100克，甘松香、当归各25克，槟榔2枚。
做法	上药研末，炼蜜为丸，每丸重0.5克。
用法	每日3次，每次含1丸，咽汁化服。
功效	理气化湿。适用于口臭。

茯神丸方	
组成	茯神、白术、郁李仁、诃子、陈橘皮（去白）各30克，缩沙蜜（去皮）、桂心、枳壳（炒）、白槟榔各9克，大麻仁（别研）、厚朴（姜汁研）各60克，旋覆花、大黄（煨）、芍药、人参、白鲜皮、地骨皮各15克。
做法	上药研末，炼蜜丸，如梧桐子大。
用法	每日2次，每次服20丸。
功效	对口舌生疮、口臭症状有缓解作用。
注意	糖尿病患者慎用此方。

泻白散加减方

组成	桑白皮、桔梗、地骨皮、知母、黄芩、麦冬各9克，五味子6克，甘草4.5克。
做法	将上药以水煎煮，取药汁。
用法	每日1剂，分2次服用。7剂为1个疗程。
功效	适用于肺热偏盛型口臭。

养阴清胃散

组成	玄参、麦冬、生地黄、牡丹皮、升麻各10克，芦根30克。
做法	将上药以水煎煮，取药汁。
用法	每日1剂，分早、晚2次服用。
功效	可清新口气，对口臭有一定疗效。

川芎白芷汤

组成	川芎、藿香、佩兰各9克，细辛、白芷各3克。
做法	将上药以水煎煮，取药汁。
用法	每日1剂，时时含漱，亦可饮用。
功效	对口臭有一定疗效。

【眩晕】

白果仁桂圆肉汤

组成	白果仁3枚，桂圆肉7枚。
做法	将白果仁和桂圆肉加水同煎。
用法	每日空腹顿服。
功效	可缓解晕眩、眼前发黑的症状。

天麻方

组成	天麻6~9克。
做法	将上药加水，小火煮至半碗，取药汁。
用法	每日饮用2次。
功效	本方适用于多种原因所致的中老年眩晕症。

茯苓桂枝白术汤

组成	茯苓12克，桂枝5～10克，白术、甘草各6克。
做法	将上药加水煎煮2次，将药液混匀。
用法	每日1剂，分2次服用。

功效	对缓解眩晕有一定的疗效。

夏枯草猪肉汤

组成	夏枯草6～10克，猪瘦肉30～60克。
做法	加水适量，煮至肉熟即可。
用法	喝汤吃肉，每日1剂，分2次食用。
功效	清肝火，散郁结，降血压。适用于肝火上炎之眩晕。

双耳汤

组成	银耳、黑木耳各15克。
做法	银耳、黑木耳以温水浸泡，洗净后放入碗中，加适量水和冰糖，置锅中蒸1小时后取出。
用法	吃银耳、黑木耳，饮汤。每日1～2次。
功效	可治疗眩晕。

温馨叮咛

老年人一旦出现眩晕症状，就要去就医，以免导致病情加重。

耳鸣

养心宁神方

组成	磁石（包，先煎）30克，琥珀（冲）2克，珍珠母（先煎）20克、酸枣仁、龙骨（先煎）、茯神、远志、神曲、石菖蒲各10克，黄连6克。
做法	将上药以水煎煮，取药汁。
用法	每日1剂，分早、晚2次服用。
功效	养心宁神，平肝镇惊，通窍聪耳。适用于神经性耳鸣。

葛根黄芪陈皮方

组成	葛根30～60克，黄芪20～30克，黄精、熟地黄、山药、山茱萸、牡丹皮、桃仁、红花、川芎、石菖蒲、路路通、陈皮各10克。
做法	将上药以水煎煮，取药汁。
用法	每日1剂，分早、晚2次服用。
功效	可活血通窍，对耳鸣有明显疗效。

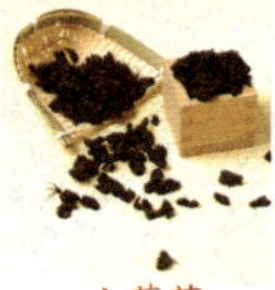
山茱萸

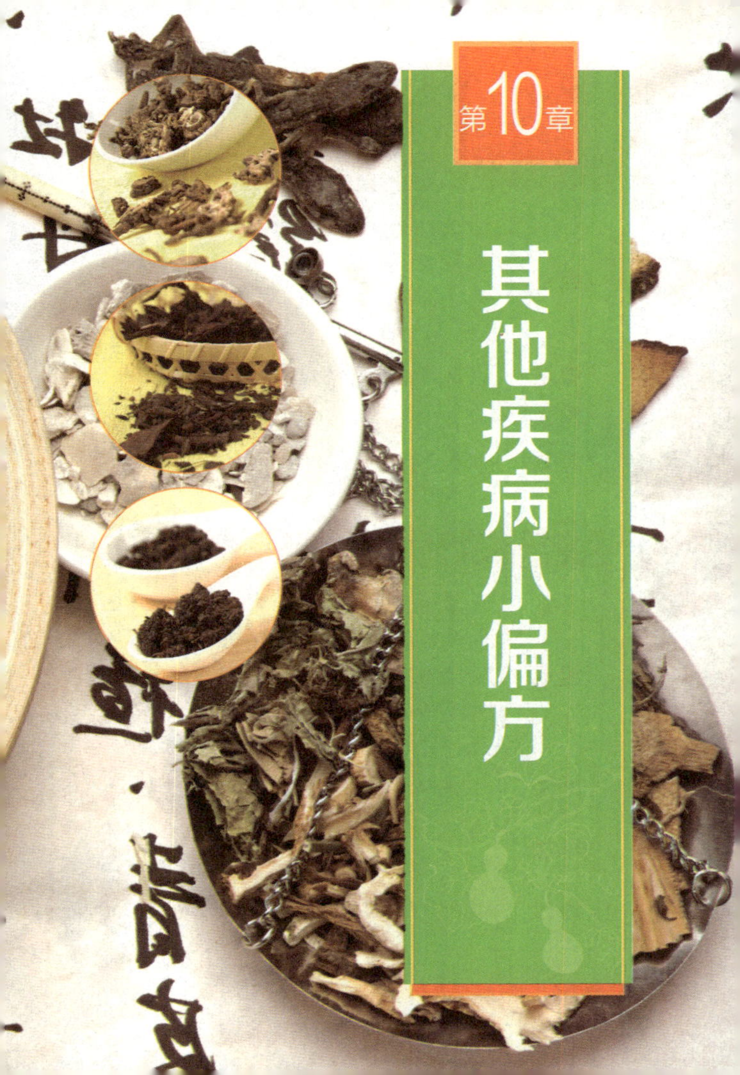

第10章 其他疾病小偏方

糖尿病

益气养阴固本汤

组成	黄芪15克，山药、天花粉、生地黄、熟地黄、麦冬、地骨皮各10克，牡蛎20克，苍术、茯苓、葛根各8克，五倍子、五味子各6克。
做法	将上药以水煎煮，取药汁。
用法	每日1剂，分2次服用。
功效	益气养阴，清热固肾。

李氏消渴灵

组成	葛根粉、黄芪、生地黄、玄参、生山楂各30克，黄精、炒川楝子、党参、女贞子各24克，山药5克，薏苡仁、陈藕叶各35克，附片、玉竹各15克，丹参20克，枸杞子、白芍各18克，生姜45克。
做法	上药附片先煎30分钟，再以水煎煮。
用法	每日1剂，分2次服用。也可以5倍药量研粉制水丸，每日2次，每次10克。
功效	益气养阴，滋肾活血，降糖。

消糖丸

组成	甲：猪胰粉100克，人参40克，天花粉、山药、山茱萸、枸杞子（或加鹿茸适量）、紫河车各50克。乙：葛根200克，生地黄、熟地黄、玉竹、白术、地骨皮、黄精、玄参、泽泻、麦冬各100克。
做法	将甲组和乙组中的药各研为细末，将乙组方浓煎，去渣收膏和入甲组药粉中，烘干再研粉，制丸或压片。
用法	每日3次，每次10克。
功效	益气养阴，补肾降糖。适用于糖尿病及其并发症。

天花粉枸杞子山药汤

组成	枸杞子、天花粉、山药各适量。
做法	将山药洗净后放入锅内蒸熟备用，取枸杞子、天花粉各30克，煎汤。
用法	食山药，喝汤，每日2次，每次120克。
功效	可降糖止渴。

腰腿足痛

牛膝汤

组成	牛膝、防风、甘李根皮、丹参、前胡各200克，石斛250克，杜仲、秦艽、续断、鳖甲（制）各150克，陈皮100克，大麻仁（熬、研）2升。
做法	上药（除大麻仁外）以水14升煎煮，煮取5升，去渣，下麻仁，再煎取2升。
用法	每日1剂，分3次服用。
功效	滋阴补肾，舒筋通络，祛风止痛。

黄芪元胡苏木汤

组成	黄芪50克，桃仁、当归、赤芍、川芎、地龙、川牛膝、秦艽、苏木各10克，独活、红花各6克，延胡索15克，细辛3克。
做法	将上药以水煎煮，取药汁。
用法	每日1剂，分2次服用。
功效	益气活血，化瘀通络。
注意	孕妇忌用此方。

灵桃熏洗方

组成	威灵仙、生桃仁、生草乌、生川乌、三棱、莪术、羌活、独活、五加皮、秦艽、茜草、牛膝、透骨草、凌霄花各30克，川芎、血竭各10克，细辛15克。
做法	上药水煎。
做法	置患足于上，熏至足部出汗，至不烫足时浸入。每次20分钟，每日1次，睡前进行，15次为1个疗程。
功效	活血通络。适用于血瘀型足跟痛。
注意	孕妇慎用此方。

三黄汁

组成	黄连、生甘草各5克，黄芩、黄柏、牛膝、栀子、茯苓、薏苡仁各12克，金银花、紫花地丁、车前草、蒲公英各30克。
做法	将上药以水煎煮，取药汁。
用法	每日1剂，分2次服用。
功效	适用于腰骶部疼痛。

颈椎病

加减壮骨丸

组成	黄柏、知母各10克，熟地黄、白芍、木瓜各15克，龟板、锁阳、白术、陈皮各12克，豹骨（或替代品）6克。
做法	将上药以水煎煮，取药汁。
用法	每日1剂，分2次服用。
功效	滋水涵木，调和气血。适用于头晕眼花、耳鸣耳聋、失眠多梦、急躁易怒、步履蹒跚甚则瘫痪。症见小便淋漓、次数增多或二便失控、便秘、性功能障碍等肝肾不足型颈椎病。

益肾方

组成	玄明粉、全蝎各10克，骨碎补、肉苁蓉、桑寄生、独活各20克，山萸肉15克，半夏、鹿衔草、胆南星各30克。
做法	将上药以水煎煮，取药汁。
用法	每日1剂，分2次服用。
组成	补益肝肾，祛风通络。适用于颈椎骨质增生症。

骨痹汤

组成	葛根粉、秦艽、威灵仙、当归各20克，白芍30克，延胡索、制川乌、独活各10克，天麻6克，蜈蚣3条。
做法	将上药以水煎煮，取药汁。
用法	每日1剂，分2次服用。
组成	养血通络，行痹止痛。适用于血虚痹阻型颈椎骨质增生性关节病。

白芍木瓜汤

组成	白芍30克，鸡血藤、威灵仙各15克，木瓜、葛根、甘草各12克。
做法	将上药以水煎煮，取药汁。
用法	每日1剂，分2次服用。
功效	可缓解颈椎病症状。

温馨叮咛

颈肩部要避免受寒，长时间低头或仰头工作时，应经常活动一下颈部。

肩周炎

五藤饮

组成	宽筋藤、天仙藤各30克，血枫藤、石楠藤、络石藤各15克，沙柳草15～30克。
做法	将上药以水煎煮，取药汁。
用法	每日1剂，分2次服用。
功效	祛风湿，通经络，补气血，养肝肾。

苍耳子方

组成	刚开花的苍耳子叶适量。
做法	将苍耳子叶洗净，捣碎。
用法	在肩周炎部位垫一层纱布，将苍耳子叶敷在患处，40分钟后取下。每日按此方法使用1次，连敷2～3日。
功效	对肩周炎有一定的缓解作用。

独活桂枝汤

组成	独活、桂枝、秦艽、山茱萸各10克。
做法	将上药以水煎煮半小时，取药汁。

用法	每日1剂，分2次服用。
功效	祛风散寒，温经通络。

威灵仙防己汤

组成	汉防己6克，威灵仙5克。
做法	将上药以水煎煮半小时，取药汁。
用法	每日1剂，分2次服用。
功效	温经止痛。适用于肩周炎。

小青龙汤

组成	川桂枝5克，赤芍、白芍各12克，法半夏、生姜黄各10克，北细辛3克，生姜2克，生石膏（先煎）、生葛根、六一散各15克。
做法	将上药以水煎煮，取药汁。
用法	每日1剂，分2次服用。
功效	对缓解肩周炎有一定效果。

温馨叮咛

受凉常是肩周炎的诱发因素，因此，为了预防肩周炎发作，应重视保暖防寒，勿使肩部受凉。

【关节炎】

熟地黄当归牛膝汤

组成	熟地黄、当归、鸡血藤、鹿衔草各12克，桂枝3克，淫羊藿6克，木瓜、川牛膝、怀牛膝各9克。
做法	将上药以水煎煮，取药汁。
用法	每日1剂，分2次服用。
功效	补血活血，舒筋通络，祛风止痛。适用于风湿性关节炎、风湿肌肉痛、筋骨疼痛等。

忍冬石膏知母汤

组成	忍冬藤15克，萆薢、薏苡仁各12克，生石膏（打碎）18克，知母、黄柏各9克，桂枝、生甘草各3克，莪术4.5克。
做法	将上药以水煎煮，取药汁。
用法	每日1剂，分2次服用。
功效	清热解毒，活络祛痛。适用于心烦口渴、倦怠无力、午后渐热、风湿虚证化热者。

三蛇酒

组成	乌梢蛇、蝮蛇、眼镜蛇各1条，高粱酒2 000毫升。
做法	将前三味浸入高粱酒中，放置1周。
用法	每日1剂，分2次服用。
功效	祛风除湿，通经活络。

附子白术汤

组成	附子（炮）3枚，白术120克，炙甘草30克，生姜60克，红枣12枚。
做法	将上药以水煎煮，取药汁。
用法	每日1剂，分2次服用。
功效	适用于风湿疼痛。

温馨叮咛

对于关节炎患者来说，饮食上要避免高脂肪食物。因为脂肪在体内氧化的过程中，会加重风湿性关节炎病情。

跌打伤

解痉汤加味

组成	白龙须15～20克，钩藤根、当归尾、伸筋草各15克，紫丹参、炙甘草各20克，制乳没6～10克，延胡索、续断各12克，白芍35克，生麻黄、草江花各3克，熟地黄18克，香附10克。
做法	将上药以水煎煮，取药汁。
用法	每日1剂，分2次服用。
功效	行气活血，舒筋解痉。

桃仁杜仲汤

组成	红花、桃仁、羌活、赤芍、续断、木瓜、小茴香、补骨脂各9克，炒杜仲15克。
做法	将上药以水煎煮，取药汁。
用法	每日1剂，分2次服用。
功效	补肾壮腰，理气止痛。

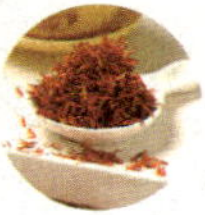
红花

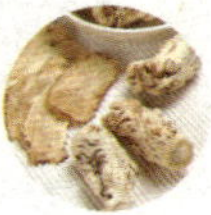
当归

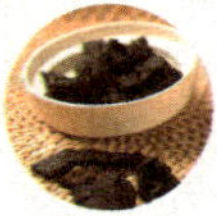
熟地黄

迎春花瓣泥

组成	迎春花瓣适量。
做法	将迎春花瓣捣烂，涂于患处。
用法	每日3次，坚持使用1周即可见效。
功效	对跌打损伤有明显疗效。

三七叶外敷方

组成	白背三七鲜叶适量。
做法	将叶洗净，捣成泥状敷于创面，将大片三七鲜叶盖在上面，用绷带包扎固定。
用法	每日换药1次。
功效	化瘀，消肿，止痛。适用于急性扭挫伤。

黄芪杜仲方

组成	炙黄芪15克，杜仲、补骨脂各6克（盐水炒），红花3克，核桃肉8克。
做法	上药同酒煎服。
用法	每日1剂，分2～3次服用。
功效	可缓解跌打扭伤症状。

烧、烫伤

云南白药方	
组成	保险子数粒，云南白药、凡士林各适量。
做法	将上药共研细末，用凡士林调匀涂敷患处。
用法	每日用药2次，3日为1个疗程。
组成	适用于烧伤面积小于5%的浅Ⅱ度烧伤创面，一般用药3日后开始愈合。

苍术方	
组成	苍术、芝麻油各适量。
做法	将苍术烘干研为细末，以芝麻油调成稀糊状。
用法	取药糊涂敷在烫伤部位，每日3次。
组成	对烧、烫伤有明显的疗效。